MÉMOIRE

SUR LES

INJECTIONS IODÉES

PRÉSENTÉ LE 1er MARS 1849 A LA SOCIÉTÉ DE MÉDECINE
DE TOULOUSE ET HONORÉ D'UNE MÉDAILLE D'OR

PAR J. ABEILLE

Médecin-Adjoint de l'hôpital du Val-de-Grâce.

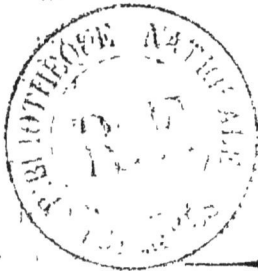

PARIS

IMPRIMERIE DE H. VRAYET DE SURCY ET Cie

RUE DE SÈVRES, 37.

—

1849

MÉMOIRE SUR LES INJECTIONS IODÉES,

PRÉSENTÉ LE 1ᵉʳ MARS 1849 A LA SOCIÉTÉ DE MÉDECINE DE TOULOUSE (1)

(Extrait de la *Revue médicale*.)

QUESTION POSÉE ?

Décrire les cas de pathologie externe dans lesquels les injections d'iode peuvent être utilement employées.

Depuis un certain nombre d'années, l'iode et ses différents composés sont employés avec des succès non contestés dans un grand nombre de maladies. Cette conquête, toute moderne pour la thérapeutique, est une de celles qui résisteront le plus à la sanction du temps et de l'expérience.

Il appartenait à M. Velpeau, ce professeur dont la science est aussi vaste que la pratique est étendue, de tirer de la teinture alcoolique d'iode le parti le plus séduisant pour la cure de certaines affections externes dont elle triomphe souverainement, alors que bien souvent tous les autres remèdes ont échoué.

C'est en 1836 que le professeur de la Charité pensa à substituer, dans le traitement de l'hydrocèle, les injections iodées aux injections vineuses.

Une autre célébrité chirurgicale suivit de près sur ce terrain le professeur de Paris, et ces deux célébrités réunies donnèrent promptement à cette thérapeutique toute nouvelle l'autorité et le retentissement qu'elle méritait.

De l'hydrocèle M. Velpeau fut conduit naturellement

---

(1) Ce mémoire a partagé avec celui du docteur Borrelli, professeur à la Faculté de Turin, le grand prix mis au concours par cette société.

à traiter certains kystes par le même procédé. C'est en opérant de cette façon un kyste situé sous le jarret (avril 1839) qu'il s'aperçut que l'injection avait pénétré dans l'articulation du genou.

L'absence de tout accident sérieux à la suite de la pénétration de la solution d'iode dans cette cavité articulaire lui suggéra l'idée d'essayer par le même procédé le traitement de certaines hydarthroses rebelles.

Mais, soit qu'il n'eût pas l'entière certitude que l'injection iodée eût pénétré dans l'articulation, soit qu'il ne fût pas rassuré sur le résultat d'une pareille injection dans le genou, deux ans s'écoulèrent sans qu'il mît à exécution sa tentative projetée. Ce n'est que le 2 mars 1841 qu'il pratiqua pour la première fois, à dessein, l'injection iodée dans une hydarthrose du genou.

Le succès fut médiocrement satisfaisant, et, avant de recourir au même procédé, M. Velpeau avait cru devoir commencer sur les animaux vivants une série d'expériences, quand, au mois d'août, les essais de M. Bonnet de Lyon parvinrent à sa connaissance et l'enhardirent à reprendre les siens. Telle est du moins la franchise avec laquelle le professeur de la Charité déclarait en pleine Académie qu'il avait été devancé, dans cette partie de l'emploi des injections d'iode, par le chirurgien de Lyon.

Une fois l'impulsion donnée par deux hommes aussi haut placés dans la science, cette précieuse découverte devait rentrer dans le domaine chirurgical. On vit bientôt surgir de tous côtés de nombreuses observations d'hydrocèles traitées par des injections iodées. Il faut l'avouer, toutes ces observations ne furent point favorables au nouveau procédé, ce qui n'enlevait rien à sa valeur; car une opération qui n'est pas faite dans les règles et les conditions convenables peut donner naissance à des accidents qu'on est tenté d'imputer au nouveau procédé, tandis qu'ils ne sont que le résultat de la manière vicieuse dont il a été mis en pratique, ou des conditions défavorables dans lesquelles se trouve le sujet opéré.

Ajoutons que, quel que soit le mode de traitement découvert, il doit naturellement offrir quelques insuccès, enregistrer quelques revers, ce qui ne manque pas de servir de thème entre les mains des incrédules ou des non-convaincus. Mais le temps et l'expérience, qui sont juges en dernier ressort, ont donné à la découverte de M. Velpeau pour le traitement des hydrocèles une pleine et entière sanction.

On n'est pas encore tout à fait aussi avancé pour les hydarthroses, quoique des observations concluantes ne manquent pas.

L'histoire chirurgicale possède deux cas d'injections iodées dans la vaste poche péritonéale, et ces deux cas ont été deux succès.

Une foule d'affections ont été traitées et quelques-unes guéries par ce moyen tout nouveau : kystes séreux, hématiques, purulents, abcès froids et scrofuleux, abcès par congestion, fistules, spina ventosa, tumeurs blanches suppurées, ont tour à tour subi les effets des injections iodées, et, disons-le hardiment, les succès avérés et nombreux qui ont été obtenus, donnent à cette découverte une portée que peu d'autres peuvent lui disputer.

Pour faire ressortir toute l'importance des injections d'iode et le parti qu'on peut en tirer, il convient d'esquisser en groupes bien distincts les affections qui sont passibles de leur emploi. Ce n'est plus au raisonnement et à l'analogie qu'il faut s'adresser pour l'exécution d'un

travail pareil. Les faits seuls coordonnés méthodique-
ment doivent en former la base essentielle.

Nous nous proposons donc d'étudier l'usage des injections iodées dans trois genres d'affections différentes par
le siége.

Ces affections elles-mêmes n'ont pas entre elles une
complète similitude, les produits morbides auxquels elles
donnent naissance leur imprimant souvent une physio-
nomie diverse. Un premier ordre comprendra les maladies des cavités closes naturelles. Dans un deuxième ren-
treront les cavités closes artificielles ou accidentelles, ou
anormales. Enfin nous réserverons pour le troisième
ordre toutes les cavités formées au détriment de quelque
portion de tissu, cavités ouvertes ou non, mais dont l'issue prochaine est l'ouverture spontanée.

1er Genre. — Hydrocèle.

Les cavités closes naturelles, dans lesquelles on a tenté
jusqu'aujourd'hui de pousser des injections iodées, sont
celles formées par la tunique vaginale, les synoviales articulaires et le péritoine. Les séreuses qui tapissent les
cavités closes naturelles semblent avoir pour premier but
de sécréter par leur surface interne un liquide destiné à
favoriser leur glissement, à rendre les mouvements plus
faciles. Tel est le rôle de la sérosité sécrétée par l'arach-
noïde, les plèvres, le péritoine, etc. Pour la plus grande
liberté des mouvements et du glissement, le liquide sé-
crété doit ne pas dépasser certaines limites, au delà des-
quelles il devient un obstacle. Sous l'influence de certaines causes, l'inflammation en première ligne, cette
sécrétion devenant plus abondante, l'absorption restant
la même ou diminuant, il en résulte qu'il se forme au
sein de la cavité une collection liquide plus ou moins

abondante, qui devient, après la maladie qui lui a donné naissance, une maladie secondaire dont les effets les plus appréciables sont d'enrayer le rôle physiologique de la séreuse d'enveloppe, et de finir par détériorer par son contact la structure de cette membrane; si bien qu'au bout d'un certain temps, cette collection morbide doit former un obstacle à l'action absorbante de la séreuse qui lui a donné naissance.

Ces idées conduisirent naturellement à évacuer au dehors le liquide accumulé dans la poche. Tel fut le but des ponctions évacuatrices; mais une fois le liquide expulsé au dehors, il ne tardait pas à se reproduire, soit que la cause première persistât, soit que le défaut d'équilibre entre la sécrétion et l'absorption en fût l'élément, soit enfin que ces deux conditions apportassent leur commun concours. A la ponction évacuatrice durent donc s'ajouter d'autres moyens curatifs que notre intention n'est pas de passer en revue. Nous nous contenterons d'énoncer que les injections vineues étaient l'*ultima ratio* du traitement de l'hydrocèle, quand, en 1836, M. Velpeau, ayant remarqué qu'elles étaient souvent insuffisantes, quelquefois dangereuses, tenta d'y substituer celles de teinture d'iode. Dès la même année, cet auteur publiait dans les *Archives générales de médecine* un mémoire sur son nouveau procédé, et dans lequel il s'exprimait ainsi :

« Je me sers d'un mélange d'eau et de teinture d'iode, un ou deux gros de teinture par once d'eau. Après avoir vidé le kyste par la ponction ordinaire, j'y fais une injection d'une à quatre onces du liquide précédent. Inutile de remplir la tumeur, pourvu qu'en malaxant avec force le médicament on touche tout l'intérieur; on le retire aussitôt, mais sans craindre d'en laisser une certaine quantité. Après l'injection, le malade peut ne pas rester couché. La partie se gonfle pendant trois ou quatre jours sans causer de fièvre ni de douleur sérieuse ; la résolution commence ensuite et s'opère ordinairement avec rapidité. »

M. Velpeau annonçait dans ce Mémoire vingt cas où il avait déjà mis cette méthode en pratique. Aucun des malades n'en avait éprouvé le moindre accident. Sur ces vingt cas, dix-huit avaient guéri en moins de vingt jours. Le dix-neuvième fut réopéré le troisième jour, alors que la résolution n'était qu'à moitié, et la guérison s'effectua rapidement. Enfin le vingtième, qui avait une hydrocèle à deux loges, est resté six semaines à l'hôpital à cause d'un engorgement du testicule.

Parmi ces vingt observations, quelques-unes méritent d'être mentionnées à part.

1° Un jeune homme portait une hydrocèle depuis deux ou trois ans ; la tumeur était volumineuse, la transparence incomplète, le testicule dur, engorgé, ainsi que l'épididyme. Un médecin avait pratiqué une injection vineuse qui, malgré une réaction vive, n'eut aucun succès, car l'hydrocèle revint bientôt au point où elle en était auparavant. Ce jeune homme, vu par M. Velpeau, consentit à venir se faire opérer un matin à la Clinique. Une ponction donna issue à un verre de sérosité citrine. Une once et demie d'eau contenant deux gros de teinture d'iode fut injectée ; le scrotum ayant été malaxé, l'opérateur fit sortir la moitié du liquide injecté ; le malade descendit et retourna chez lui. Revu le sixième jour, il n'avait point gardé le lit, et n'avait rien changé à son régime habituel. Cependant le gonflement commençait à diminuer ; le quinzième jour on ne sentit plus de liquide dans la tunique vaginale, enfin la guérison fut complétement obtenue.

Personne ne peut nier dans ce cas le succès non douteux obtenu par l'injection iodée. Outre l'hydrocèle, le malade avait le testicule et l'épididyme engorgés. L'injection vineuse avait dissipé pour un instant la collection séreuse qui reparut presque aussitôt. L'injection d'iode triompha non-seulement de l'hydrocèle, mais encore des complications, ce que l'on a eu fréquemment l'occasion de constater depuis.

2° Une seconde observation dans le même genre a trait à un homme de 32 ans, porteur d'une hydrocèle avec hypertrophie du testicule et de l'épididyme. Opéré le 20 mars, de la même façon que le précédent, le malade put se lever et dîner le soir, quoique très-irritable. Il survint de la douleur et du gonflement ; mais la résolution commença bientôt à s'opérer, et le 20 janvier, c'est-à-dire deux mois après l'opération, il était complément guéri. (Cette seconde observation ne le cède en rien à la précédente pour l'intérêt. Les autres se rapprochent beaucoup de ces deux premières.)

L'auteur convenait que ce n'était là que des essais ; mais il faut avouer que ces essais devaient lui faire présager tout le retentissement que devait acquérir la nouvelle méthode.

Depuis cette époque, le professeur de la Charité l'a toujours mise en pratique en continuant à obtenir les mêmes succès. Il suffit d'avoir suivi quelque temps sa clinique pour s'assurer que, dans l'espace de douze ans, il a eu à pratiquer plus de mille opérations de ce genre, sans avoir à déplorer un de ces revers qui laissent un mortel regret après mille succès.

Souvent il a opéré chez le même sujet porteur d'une double hydrocèle, l'une par le vin chaud, l'autre par la teinture d'iode. En somme, ses conclusions se résument à celles-ci : les injections vineuses sont beaucoup plus douloureuses, guérissent moins vite et quelquefois pas ; elles peuvent susciter des accidents graves, tels que la gangrène du dartros, quand une portion de l'injection pénètre dans le tissu cellulaire ; une péritonite lorsqu'elle file le long du cordon. Tandis que les injections iodées dont on a quelquefois fait pénétrer à dessein une partie dans le tissu cellulaire sous-cutané, n'ont suscité qu'une inflammation un peu vive. Tous les sujets, opérés par ce dernier procédé, guérissent promptement, sont exempts de récidives et supportent parfaitement l'opération.

En lisant attentivement ce qu'ont écrit ceux qui ne sont pas partisans encore des injections iodées, on pourrait croire que M. Velpeau, comme tous les bons pères, a une prédilection pour ses enfants dont il cherche à masquer les défauts. Nous devons rendre à cet illustre savant le sincère témoignage qui lui est dû : c'est qu'il ne cherche jamais à cacher son erreur, et que personne ne sait s'exécuter de meilleure grâce que lui quand il a été victime d'une illusion ou d'une idée préconçue.

On comprend, par exemple, que les insuccès comme les revers sont bien moins fréquents en des mains aussi habiles et aussi exercées ; et, quoiqu'un procédé soit à la portée de tous les médecins, il a de bien plus grandes chances de réussite pour celui qui est doué à un haut degré de ce sens que nous sommes convenus d'appeler le tact chirurgical.

Après M. Velpeau, M. Bonnet de Lyon et tant d'autres

chirurgiens de mérite, sont venus apporter leur appoint pour soutenir l'incontestable avantage des injections d'iode dans l'hydrocèle. Les faits sont trop nombreux aujourd'hui pour qu'on puisse les énumérer. Ils forment une autorité tellement imposante qu'il n'est plus permis de conserver un doute. En dehors de la clinique de la Charité, on trouve, par ci par là, quelques non-succès, quelques revers que nous énoncerons soigneusement, mais qui, à notre sens, ne peuvent entrer en ligne que comme exception pour mieux confirmer la règle, d'après ce vieil axiome qui dit qu'il n'y a pas de règle sans exception.

Quelle que soit, au reste, l'importance qu'on veuille attacher aux revers qu'on attribue à la nouvelle méthode, il n'en est aucun, jusqu'à présent, qui puisse être mis en parallèle avec ceux fournis par les injections vineuses entre les mains de chirurgiens de premier ordre. Laissons parler M. Lisfranc au sujet de ces dernières. Il a vu deux fois la simple injection réagir d'une manière fatale sur le tube digestif, et l'inflammation, filant le long du cordon, déterminer une péritonite mortelle.

Le 2 novembre 1836, ce grand opérateur pratiquait l'injection vineuse sur trois sujets différents affectés d'hydrocèle. Le premier portait une hydrocèle simple, sans altération du testicule. Deux injections furent faites avec la décoction vineuse de roses de Provins; les douleurs furent vives, mais la guérison ne tarda pas à avoir lieu.

Le second portait une hydro-sarcocèle. Les deux tiers environ de la tumeur étaient occupés par un liquide rougeâtre. Des signes d'une vive inflammation suivirent de près l'injection. Vingt sangsues furent appliquées sur

les parties enflammées. Malgré ce traitement antiphlogistique actif, l'inflammation gagna le péritoine, et le
malade, qui cependant avait été bien opéré, succomba.

Le troisième malade avait un sarcocèle beaucoup plus
volumineux; le liquide formait à peu près le cinquième
de la tumeur. Les douleurs furent nulles au moment de
l'opération, mais l'inflammation devint tellement intense,
qu'il fallut recourir au traitement antiphlogistique le
plus actif, pour ne pas avoir la même issue que dans le
cas précédent. Nous pourrions citer encore bien d'autres
exemples de revers si nous voulions étaler les faits nombreux contenus dans les *Annales scientifiques*. Mais il
nous suffit de citer l'opinion et la pratique d'un chirurgien comme M. Lisfranc, qui était au reste partisan
avéré des injections vineuses, pour faire comprendre que
trois décès, en de pareilles mains, prouvent que les injections vineuses, pour bien maniées qu'elles soient, exposent à d'immenses dangers.

Nous avons fait des recherches minutieuses sur les cas
d'hydrocèles traitées par les injections d'iode, et nous devons confesser que, sur plus de douze cents observations
que nous avons pu parcourir, si nous avons rencontré
des accidents, il n'en est pas un seul qui ait paru déterminer la mort de près ou de loin.

Voici, au reste, les plus remarquables extraits d'observations de M. le docteur Potel, observations que ce confrère présentait en mars 1846 à la Société médicale de
Brest.

M. le docteur Potel cite six hydrocèles qu'il a opérées,
quatre par la teinture d'iode, et deux par le vin légèrement alcoolisé.

La première opération par l'iode a réussi; la deuxième

a eu également un beau résultat. Chez les troisième et quatrième sujets l'opération a échoué complétement. Quelque temps après, ce médecin guérit l'un de ses malades par le vin tiède alcoolisé. Enfin, le cinquième et le sixième furent traités par les injections vineuses qui avaient presque toujours réussi à l'auteur : il oublie cependant de dire si ces malades guérirent. Quoi qu'il en soit, sur quatre opérations par la teinture d'iode, nous constatons deux insuccès; c'est la plus grande proportion que nous connaissions. Ces observations laissent bien quelque chose à désirer ; car l'auteur ne dit point en quelle proportion fut employée la teinture. Après avoir rapporté ces faits, M. Potel se pose ensuite cette question : les injections iodées mettent-elles à l'abri des accidents qu'on a reprochés au vin ?

Je me rappelle, dit-il, qu'à l'hôpital du bagne, la canule, par l'inattention de l'aide qui en était chargé, abandonna la tunique vaginale, et que l'injection de la teinture d'iode étendue resta tout entière dans la poche séreuse. On s'attendait à des accidents sérieux; il n'y en eut pas, et le malade guérit. Voilà un aveu qui n'est pas suspect de la part d'un homme aussi peu porté pour les injections d'iode, aveu qui prouve admirablement leur innocuité. Il ne serait certes pas à souhaiter qu'on laissât pareillement à demeure, dans la tunique vaginale, toute une injection vineuse !

Un des membres de la Société médicale de Brest avait communiqué à M. Potel deux faits dont il avait été témoin oculaire; ces deux faits, les plus graves que nous connaissions, nous les rapportons dans toute leur étendue.

Dans un premier cas, l'injection iodée fut poussée

dans le tissu cellulaire scrotal et en minime quantité dans la tunique vaginale; il survint un gonflement inflammatoire considérable, avec réaction générale, et bientôt gangrène de la peau de la moitié postérieure de la verge, du scrotum en presque totalité, du pli inguinal correspondant. Cet homme guérit avec cicatrices vicieuses, trois mois après l'opération.

Dans le second fait, l'opération avait été faite en février 1846. Le trois quarts ne pénétra pas franchement dans la tunique vaginale; la sérosité s'échappa d'abord goutte à goutte, et après quelques manœuvres, elle sortit toute en jet. L'injection se fit avec beaucoup de difficultés et ne s'écoula qu'en partie : un gonflement insolite se manifesta sur le trajet du cordon inguinal; la douleur fut modérée. Le soir, il survint une inflammation locale; dès le lendemain elle fut si intense, que la gangrène du scrotum et d'une partie de la peau de la verge suivant toute la circonférence, en fut la suite. Les jours suivants, un gonflement considérable se manifesta à la région rénale du même côté; il en résulta une collection profonde qui se fit jour à travers l'anneau inguinal externe. Un mois après, un second abcès se forma de l'autre côté et fut ouvert par le bistouri. Enfin le malade guérit avec des cicatrices plus ou moins difformes.

Tels sont les accidents les plus graves et les plus authentiques que l'on puisse reprocher aux injections d'iode. Ils ne sont pas tout à fait le produit de la méthode, mais bien le résultat de la manière défectueuse dont elle a été mise en pratique. Qu'on les mette en regard avec ceux fournis par les injections vineuses ! Ici, trois fois la mort en a été la conséquence, et cependant, ajoute M. Lisfranc, qui peut être cru sur parole, l'opération avait été bien faite. Donc ces accidents formidables avaient été le produit direct de l'injection vineuse, tandis que pour les injections iodées ils n'ont été dus qu'à l'inhabileté qui a présidé au manuel opératoire.

Sur près de 1200 observations d'hydrocèle que nous avons pu lire ou recueillir auprès des différents opérateurs, voici ce que nous avons pu remarquer :

1° Quatre-vingts fois il y a eu récidive, dont vingt fois seulement entre les mains de M. Velpeau qui en a bien opéré les 9/12ᵉ au moins; preuve évidente que la manière d'opérer et la proportion du mélange de teinture sont pour quelque chose dans la réussite.

2° Vingt-cinq fois seulement l'opération s'est compliquée d'accidents offrant un certain degré de gravité. Jamais accident pareil n'a eu lieu entre les mains du professeur de la Charité.

3° Jamais la mort n'a été la conséquence des injections iodées d'une manière prochaine ou éloignée, ce qui est le contraire pour les injections vineuses, puisque, n'ayant voulu tenir compte que de la pratique de M. Lisfranc, nous avons pu constater trois décès entre les mains de cet opérateur si remarquable, à la suite des injections vineuses.

D'où nous concluons que de toutes les méthodes de traitement pour l'hydrocèle, les injections iodées offrent une supériorité incontestable pour la solidité de la cure, et exposent moins que toutes les autres à des accidents plus ou moins graves.

Les injections iodées dans l'hydrocèle ont fourni des accidents, c'est incontestable ; mais quel est le procédé opératoire, quelque éminent qu'il soit, qui ne se trouve pas placé dans de pareilles conditions? Et d'abord, serait-il raisonnable de conclure de ces quelques accidents à la négation du procédé ? Une amputation d'un doigt est commandée, tel procédé opératoire est reconnu comme le meilleur ; cette amputation, qui par elle-même n'a rien de bien dangereux, est suivie pourtant quelquefois de la mort du sujet : qu'est-ce que cela prouve ?

Au lieu de rattacher cette fin tragique au procédé opératoire, ne convient-il pas plutôt d'en rechercher la cause dans les circonstances consécutives ou dans la prédisposition individuelle, alors surtout que par lui-même le procédé est reconnu comme tout à fait inoffensif? Les injections iodées, par elles-mêmes, sont inoffensives ; on ne pourrait en dire autant des injections vineuses: la clinique de M. Lisfranc l'a surabondamment prouvé, comme celle de M. Velpeau démontre irrévocablement que les accidents consécutifs aux injections d'iode, sont le résultat de l'inhabileté dans le manuel opératoire ou de la prédisposition du sujet opéré.

Reste une dernière question à vider dans le parallèle établi entre les injections iodées et les injections vineuses pour la cure de l'hydrocèle. Quelle est celle des deux méthodes qui guérit le plus promptement?

Sans citer encore les observations du professeur de la Charité, qui a fréquemment eu l'occasion d'opérer chez le même sujet deux hydrocèles, l'une par la teinture d'iode, l'autre par le vin, et qui toutes sont en faveur de la première, nous allons rappeler brièvement, entre une foule d'autres, deux faits parfaitement concluants.

M. le professeur Bouisson, de Montpellier, écrivait dans le *Journal des Connaissances médico-chirurgicales*, en février 1847, qu'ayant eu dans ses salles un homme affecté d'une double hydrocèle survenue spontanément et ne s'accompagnant d'aucune douleur, il jugea l'occasion favorable pour élucider la question de prééminence entre les injections iodées et les injections vineuses.

En conséquence, il opéra le même jour l'hydrocèle droite plus volumineuse par les injections iodées et la gauche par les injections vineuses à 38° centigrades. A l'injection vineuse succéda une douleur assez piquante, quoique supportable, accompagnée d'un retentissement sympathique dans la région lombaire.

L'injection iodée ne fut pas suivie de la plus légère sensation de douleur, bien que le liquide eût séjourné cinq minutes et que la tumeur eût été malaxée. L'hydrocèle vineuse devint le siége d'une inflammation assez forte : elle avait été couverte de compresses imbibées de vin aromatique, tandis qu'on avait mis sur l'autre des compresses trempées dans la solution d'iode. Le côté gauche à peine gonflé, sans aucune sensation morbide, contrasta tout le temps avec la bourse droite dont l'inflammation locale très–visible, détermina plus tard, par réaction, de la céphalalgie et de la fièvre. Consécutivement l'inflammation se prononça de plus en plus du même côté, tandis que dans l'hydrocèle iodée, il n'existait que ce gonflement mou et comme œdémateux qui indique l'épanchement de la lymphe plastique dans la tunique vaginale.

Enfin au 10° jour, la bourse gauche était complétement guérie, sans engorgement du testicule et de l'épididyme, tandis qu'à droite il restait de la tuméfaction dans le scrotum; le testicule était un peu douloureux et gonflé, l'épididyme était induré et le cordon sensible, sous la forme d'une corde, ayant un relief assez prononcé. Néanmoins le malade voulut sortir de l'hôpital.

2

Le même journal rapporte que M. Fleury, professeur à l'école de Clermont, avait fait une opération en tout semblable sur deux hydrocèles survenues sans cause extérieure chez un homme âgé de 63 ans.

Ici, l'injection iodée causa beaucoup plus de douleur que l'injection vineuse. Cependant l'inflammation consécutive fut plus vive de ce dernier côté, et, comme dans le fait de M. Bouisson, quand l'opéré quitta l'hôpital au bout de six semaines, cette bourse était à peu près dans l'état normal, tandis que celle traitée par le vin offrait encore les signes d'une phlegmasie chronique très-prononcée.

Aux injections iodées dans l'hydrocèle appartient donc la supériorité pour la promptitude de la guérison. Ainsi que nous l'avons déjà démontré, elles sont mieux supportées par les malades, exposent moins à la récidive et sont accompagnées de beaucoup moins d'accidents et surtout d'accidents graves.

1er GENRE. — *Hydarthroses.*

De l'hydrocèle passons à l'hydarthrose. Cette question toute palpitante d'intérêt depuis quatre à cinq ans, n'est pas encore résolue comme celle de l'hydrocèle. Il nous sera pourtant aisé de démontrer tous les avantages que possèdent les injections iodées dans le traitement des hydropisies articulaires, ayant été nous-mêmes dans le cas de les appliquer dans les deux cas les plus remarquables qui puissent s'offrir à la pratique.

Ainsi que nous l'avons dit plus haut, M. Bonnet de Lyon avait devancé M. Velpeau dans le traitement de ces affections par les injections iodées. La première annonce de ces tentatives souleva de grandes récriminations. Comment pouvait-il en être autrement, quand on pense à quel danger expose l'ouverture pure et simple d'une articulation qui est ainsi mise en contact avec l'air atmosphérique ! Ces récriminations étaient donc fondées en principe; restait à savoir si les expériences ultérieures ne feraient pas évanouir des craintes suscitées par des idées théoriques.

Un des chirurgiens qui se sont le plus élevés contre cette pratique, est sans contredit M. Malgaigne. Aussi pour n'être pas suspect d'enthousiasme envers ce procédé tout nouveau, nous allons puiser dans cet auteur les observations d'hydarthroses traitées par MM. Bonnet de Lyon et Velpeau, ainsi que la spirituelle critique que leur adresse l'écrivain. Toutefois, nous ne saurions passer sous silence que c'est M. Malgaigne qui a prétendu prouver à M. Jules Guérin que la pénétration de l'air atmosphérique dans les plaies et par suite dans les plaies d'articulation, ne saurait avoir d'influence funeste, tandis qu'il redoute au plus haut point cette influence pour la teinture d'iode dont une masse de faits ont prouvé surabondamment l'innocuité dans la tunique synoviale.

Il est certain et péremptoirement démontré que l'air imprime une impulsion funeste aux tissus qu'il pénètre et qui n'y sont pas habitués, quand il se maintient en contact permanent avec eux, et qu'il peut s'y renouveler par une sorte de courant. Aussi ne doit-on pas négliger la moindre précaution pour empêcher son entrée dans les cavités articulaires. La ponction sous-cutanée est à nos yeux une condition indispensable pour éviter les accidents qui pourraient surgir dans le traitement des hydarthroses par les injections iodées.

M. Malgaigne rapporte neuf opérations d'hydarthroses

dues à M. Velpeau, et cinq à M. Bonnet de Lyon. Il trouve que le premier en a guéri tout au plus quatre sur neuf, et le second deux sur cinq.

Voici comment il rapporte les observations de M. Velpeau :

1° Jeune homme de 18 ans; hydarthrose datant de plusieurs mois. Injection iodée dans la proportion d'un cinquième de teinture sur quatre parties d'eau. De vives douleurs, une inflammation aiguë accompagnée de fièvre, inspirent d'abord de vives inquiétudes. Du troisième au quatrième jour le calme revient. Point d'amélioration ; on a recours au calomel poussé jusqu'à la salivation, puis aux sangsues, à la teinture de colchique, et enfin aux bains de vapeur, et le malade sort guéri 51 jours après l'opération;

2° Femme de 27 ans; hydarthrose datant de trois ans. Injection suivie des mêmes symptômes que chez le sujet précédent ; mais nous n'avons ni date précise, ni détails exacts ; il est dit seulement que le genou diminua régulièrement, et que l'hydarthrose se dissipa absolument, à la manière d'une hydrocèle traitée de la même façon.

3° Chez un cordonnier, qui portait à la fois une hydrocèle et une hydarthrose, on pratiqua, le même jour, l'injection iodée pour l'une et l'autre affection. L'hydrocèle retint le malade à l'hôpital 17 jours : la résolution de l'hydarthrose s'était complétée auparavant. M. Velpeau avait revu plusieurs fois son opéré; la cure s'était maintenue, et le genou avait conservé toute sa force et ses mouvements.

4° Un grand garçon, jeune, arrive de province, et est opéré le lendemain. Il est si vite guéri, qu'il repart huit jours après; depuis il a écrit à l'auteur que la cure s'est maintenue.

5° Jeune homme de 22 ans, malade depuis près de deux ans, sorti guéri le 18° jour. M. Velpeau l'a revu près de quatre mois après, et s'est assuré que l'hydarthrose était radicalement guérie.

6° Malade souffrant depuis longtemps dans diverses jointures; maigre, sujet à la diarrhée, légèrement ictérique, toutefois sans aucun signe positif de lésion viscérale sérieuse. Injections iodées. On le croyait guéri du douzième au quinzième jour, lorsque des douleurs vagues se déclarèrent dans tous les membres, après quoi survint un état général qui menaçait de devenir sérieux, mais qui s'améliora bientôt; bref le malade finit par s'ennuyer à l'hôpital, et sortit avant d'être parfaitement guéri.

7° Homme de 30 ans, porteur d'une double hydarthrose. On opère un genou d'abord, puis, trois jours après, l'autre, à la demande du malade lui-même. Au bout de douze jours, pour chaque genou, la cure paraît complète; mais plus tard le genou gauche se gonfle de nouveau, puis le coude-pied, puis le genou droit; « il est vrai que les deux jointures n'ont pas paru se remplir de liquide, que leur augmentation de volume semble tenir à des grumeaux, à des fongosités synoviales de la capsule articulaire; mais il n'en est pas moins vrai que les injections iodées ne l'ont point guéri.

8° Vieillard de 60 ans. L'injection à parties égales d'eau et de teinture d'iode, bien que poussée en abondance et laissée à demeure, ne produit d'abord aucune douleur; mais la douleur et le gonflement survinrent dans la soirée. Au bout de quatre jours la résolution commença; quelques jours après il put se lever et marcher 4 heures; son genou reste gonflé, inégal, un peu gros; mais le genou de l'autre membre présente les mêmes inégalités sans contenir de liquide.

9° Chez une femme dont le mal datait de cinq à six ans, dont l'hydarthrose était compliquée de fongosités, et selon toute apparence, d'altération étendue des cartilages, le genou reste raide et la rotule en partie soudée aux condyles du fémur.

De l'exposé de ces observations, M. Malgaigne conclut qu'il n'y a que quatre guérisons sur neuf opérés. Ce sont les n° 2, 3, 4 et 5.

Le n° 6 est un malade à peu près guéri, et guéri d'une double hydarthrose; car les douleurs qui surviennent ensuite dans plusieurs articulations, mais sans que celles-ci se remplissent de liquide, peuvent bien être dues au rhumatisme, et l'on n'a pas la prétention de guérir celui-ci par des injections iodées. L'état général qui menaçait de devenir sérieux, mais qui s'améliora bientôt, n'a que faire avec les injections, puisque, avant l'opération, ce malade présentait de mauvaises conditions générales. Enfin, M. Velpeau disait que cet homme était sorti avant d'être parfaitement guéri, ce qui laisse à penser qu'il l'était en grande partie.

Quant au n° 8, il est bien et dûment guéri; en effet le genou opéré ne laisse après la guérison que des inégalités qui existent dans le genou de l'autre côté, inégalités qui ne sont point dues à la présence d'une collection liquide. Mais M. Malgaigne veut bien ne voir ici qu'un échec.

Enfin, le n° 9 paraît aussi un insuccès au spirituel critique, comme si les injections d'iode, qui ont pour propriété d'empêcher le retour de la collection liquide, devaient détruire nécessairement les altérations organiques qui existent, telles qu'altérations du cartilage qui sont

cause que le genou reste raide et la rotule en partie soudée aux condyles du fémur.

C'est toujours de la même façon que cet auteur analyse
les cinq observations de M. Bonnet de Lyon, et arrive à
formuler que sur cinq opérés, il n'en a guéri que deux,
et M. Velpeau, quatre sur neuf. En poussant aussi loin
le scepticisme, on pourrait regarder comme controuvés la
majorité des faits admis dans la science. Nous laissons aux
lecteurs le soin d'apprécier un tel jugement, et pourtant
dans l'intérêt du sujet que nous traitons, nous l'accep-
tons franchement pour pouvoir conclure *à fortiori*.

Après MM. Velpeau et Bonnet de Lyon, quelques chirurgiens ont tenté aussi les injections iodées pour la cure
de certaines hydarthroses, et certes, leurs résultats, loin
de faire redouter ces graves accidents que signalent les
contradicteurs de la méthode, sont de nature à encoura-
ger grandement à poursuivre cette voie de traitement.

En septembre 1846, M. A. Bérard présentait à la
Société de chirurgie de Paris, un homme qui portait une
hydarthrose fort ancienne du genou. De nombreux
moyens avaient été employés pour obtenir la guérison et
tous inutilement. M. Bérard avait plongé un trois quarts
dans l'articulation où existait une fluctuation évidente. Il
en était sorti une grande quantité d'humeur synoviale à
l'état normal. Alors ce chirurgien avait fait une injection
composée de 100 parties d'eau, 50 parties d'alcool,
5 d'iode pur et 5 d'iodure de potassium. La douleur fut
modérée, et après quelques minutes d'attente, l'injection
fut évacuée. Il se fit une réaction assez forte : le genou
se tuméfia, puis diminua de volume; mais cette diminution s'étant arrêtée 24 jours après la première opération,
M. Bérard fit une seconde ponction. Il sortit une sérosité

roussâtre, abondante, répandant une forte odeur d'iode, et contenant une grande quantité de petits corps semblables à du riz crevé. Il ne fut point fait d'injection, et on se borna à envelopper l'articulation, comme la première fois, avec des bandelettes de diachylon. Il ne se forma point de nouvel épanchement. Au bout de 15 jours, on appliqua un bandage dextriné pour maintenir le membre dans l'immobilité. Ce bandage fut enlevé trois semaines après pour être remplacé par des bandes roulées. Il fut alors permis au malade de marcher avec précaution; c'était le 52ᵉ jour après l'injection iodée.

Enfin, quand M. Bérard présenta son intéressant malade à la société de chirurgie, c'est-à-dire deux mois après l'opération, le genou était encore un peu plus volumineux que celui du côté opposé, mais le malade s'en servait sans douleur, et faisait déjà dans Paris des courses assez longues.

De quoi s'agit-il dans le fait que nous venons d'énumérer? Il ne s'agit rien moins que d'une hydarthrose très-ancienne, ayant résisté à tous les traitements, ayant probablement entraîné à sa suite une altération de la capsule ou des franges synoviales, et qui guérit sous l'influence salutaire des injections iodées. Si l'articulation reste un peu plus volumineuse que l'autre, il ne faut point en adresser le reproche aux injections; car, si précédemment, concurremment ou postérieurement à l'hydarthrose, les tissus articulaires ont subi une altération, une sorte de dégénérescence, on ne peut franchement exiger que les injections modifient immédiatement la nature morbide des tissus et les ramènent aussitôt à l'état normal. Elles peuvent peut-être bien imprimer à ces tissus une marche vers la rétrocession de l'état morbide dont la disparition complète pourra peut-être s'effectuer dans un temps plus ou moins long par la continuation du travail réparateur dont les injections auront donné l'impulsion. Ce qu'il y a de certain pour nous, d'après l'expérience que nous avons, c'est que si M. Bérard eut poussé une deuxième injection après la deuxième ponction, le malade n'en eût pas couru plus de danger, la guérison n'en fût pas arrivée moins rapidement, et, à notre sens, l'engorgement qui restait plus tard quand l'opéré fut présenté à la Société, eût été bien moindre par la nouvelle impulsion donnée aux tissus dans une deuxième tentative.

A l'observation de M. Bérard, nous pouvons en ajouter une due à M. Robert, de l'hôpital Beaujon, et à peu près analogue :

Dans le commencement de 1847, M. Robert opérait une hydarthrose ancienne du genou par les injections iodées. Comme dans le précédent cas cette affection avait résisté à une foule de traitements, quand le chirurgien de Beaujon tenta le traitement de M. Velpeau; la réaction fut très-vive, il y eut de l'insomnie, la douleur qui se manifesta dans l'articulation fut très-intense et nécessita l'application de cataplasmes émollients. 8 heures après, l'état aigu avait disparu, le genou restait fortement tuméfié. Peu de jours après, cette tuméfaction allait décroissant, l'articulation récupérait ses mouvements avec progression; et quand le malade sortit de l'hôpital, un mois et demi après l'opération, il ne lui restait plus qu'un peu de raideur et d'engorgement qui, selon toute apparence, aura fini par se dissiper.

Il nous tardait d'arriver à deux cas fort remarquables que nous devons à M. Jules Roux, alors professeur à l'hôpital maritime de Toulon. Ces deux opérations faites, l'une dans l'articulation scapulo-humérale, et l'autre dans le genou, ont fourni à ce chirurgien distingué l'occasion de présenter à l'Académie de médecine de Paris deux mémoires importants sur la matière, dans lesquels l'auteur termine par des conclusions rigoureuses en faveur des injections iodées dans les hydarthroses.

Après avoir envisagé ces maladies dans les diverses articulations, après avoir dépeint d'une manière fort claire les formes que peuvent présenter ces tumeurs dans quelques articulations en particulier, à cause de la disposition de la synoviale par rapport aux parties tangentes ou environnantes; après avoir passé en revue tous les traitements inscrits dans la thérapeutique, M. Jules Roux conclut, avec juste raison, à la supériorité du traitement par les injections iodées qui paraissent aujourd'hui jouir d'une innocuité bien constatée, et termine enfin en présentant les deux observations que voici :

1° Fournier, cultivateur, 47 ans, bien constitué, de médiocre embonpoint, n'avait été sujet qu'à quelques atteintes de bronchite. En septembre 1843, il éprouva au poignet droit une douleur avec gonflement et impuissance de mouvement dans l'article. Des fumigations aromatiques firent justice de ces premiers accidents articulaires. Un mois après, semblable douleur avec gêne dans les mouvements atteignit l'articulation coxo-fémorale et disparut vingt jours après sans traitement aucun. Au commencement de décembre, même année, Fournier éprouva, à la suite d'un effort, une très-vive douleur dans l'articulation scapulo-humérale gauche. Cette douleur, devenue variable en intensité, persista néanmoins pendant six mois en gênant considérablement certains mouvements du bras. Ce fut au mois d'août suivant que M. Roux vit le malade pour la première fois.

Le bras droit présentait un centimètre de plus en longueur que le gauche et restait pendant sur le côté. L'épaule était le siége d'une tuméfaction considérable qui en effaçait tous les reliefs et qui s'étendait de haut en bas, de l'acromion au tendon du deltoïde, et d'avant en arrière, de la région axillaire à la région scapulaire postérieure dans la fosse sous-épineuse. La fluctuation était évidente, la tête de l'humérus ne pouvait être perçue, les mouvements de l'articulation étaient très-faibles, l'extension impossible, l'abduction très-peu étendue, l'adduction un peu plus prononcée, la rotation très-obscure, la circumduction nulle. Toutes les indications avaient échoué. M. Roux crut pouvoir trouver un moyen efficace dans la ponction sous-cutanée suivie d'une compression méthodique : ce moyen eut le sort de ses prédécesseurs, et, quinze jours après, l'hydarthrose avait récupéré son volume primitif. C'est alors que le professeur de Toulon voulut recourir aux injections d'iode. Par une ponction sous-cutanée, en dedans du moignon de l'épaule près de l'acromion, à un centimètre environ de la ligne cellulaire qui sépare le deltoïde du grand pectoral, il retira 400 grammes d'un liquide filant, jaune, albumineux, moins foncé que celui de la précédente ponction. Après ce, il injecta dans la tumeur une solution de 100 grammes de teinture d'iode dans 300 grammes d'eau ; et, après l'avoir retirée et injectée tour à tour pendant quelques minutes, il la fit définitivement sortir en ayant soin d'en laisser une petite quantité dans l'articulation.

L'opération fut suivie de douleurs vives, d'agitation,

d'insomnie et de fièvre. Ces accidents durèrent 36 heures pour céder ensuite à l'application de cataplasmes émollients.

Trois jours après (17 août), le gonflement de l'articulation était médiocre et le siége d'un empâtement prononcé. Douleurs assez vives dans le tendon du deltoïde. Les jours suivants, les douleurs s'étendirent dans la fosse sous-épineuse, dans le creux axillaire et vers la coulisse bicipitale, trois points correspondants aux expansions extra-capsulaires de la synoviale. Le 23, une inflammation flegmoneuse s'était emparée de ces trois points; puis, de la fluctuation s'y était manifestée, une ponction fut faite sur chacun d'eux, et par ces ponctions s'écoula de la sérosité mêlée de pus, d'un peu de sang et de flocons albumineux. L'articulation était restée étrangère à ce travail morbide, et le malade fut soulagé.

Ce n'est qu'au bout d'un mois que ces trois plaies, restées à l'état fistuleux, cicatrisèrent. Six jours après leur cicatrisation, la même scène s'étant renouvelée, force fut de faire trois nouvelles ponctions dont l'ouverture, cette fois, fut entretenue par des mèches de charpie. L'articulation n'avait jamais participé à ces désordres, quand, quelques jours après, le moignon de l'épaule s'endolorit et nécessita une application de sangsues qui le ramena à son état normal.

Enfin, en décembre, quand les plaies furent cicatrisées, M. Roux appliqua un vésicatoire sur la ligne qui sépare le deltoïde du grand pectoral; la suppuration y fut entretenue pendant vingt jours, et la guérison fut définitive.

Parmi toutes les opérations d'hydarthroses faites jusqu'aujourd'hui, voilà la seule qui ait été suivie d'accidents de quelque gravité : encore ces accidents ont-ils toujours été extra-articulaires, et n'ont-ils jamais été d'une importance à faire craindre pour le malade.

Dans la deuxième observation, il s'agit d'un forçat âgé de 20 ans, et lymphatique qui, traité à l'hôpital du bagne, en 1845, pour une fièvre typhoïde, fut atteint durant la convalescence d'une hydarthrose du genou droit. Cette articulation avait été le siége de douleurs passagères avec tuméfaction de l'extrémité supérieure du tibia et petites plaies des téguments correspondants, qui donnaient lieu à un suintement, qui plus tard se cicatrisèrent pour se rouvrir bientôt et se convertir en trajets fistuleux. Un stylet, en parcourant ces trajets, tombait sur le périoste de la tête du tibia.

En janvier 1846, il se fit un épanchement dans cette articulation. En février, l'hydarthrose avait fait de grands progrès, et s'étendait jusqu'au tiers inférieur de la cuisse où la fluctuation était non douteuse. Cataplasmes, pommades, vésicatoires, cautères, etc., tout fut inutile. Le 15 avril, le genou devint le siége de douleurs vives avec fièvre et insomnie. Après avoir continué jusqu'au six du mois suivant, le gonflement avec tension de la peau, formait des reliefs étendus de chaque côté du ligament rotulien et du tendon du muscle droit antérieur qui étaient tous deux déprimés.

Une perforation eut lieu et la tumeur se vida en laissant échapper une grande quantité de liquide formé de sang, de pus et de sérosité. Ce liquide se modifia peu à peu et finit par n'être plus que de la synovie pure. Autour de l'extrémité articulaire du tibia étaient des pertuis qui laissaient arriver par le cathétérisme sur un tissu mou, quoique résistant, et non sur l'os à nu.

La pression sur le tiers inférieur de la cuisse faisait

augmenter la quantité de synovie qui s'échappait par l'ouverture fistuleuse. Le genou avait à peu près le volume de l'autre, les mouvements y étaient assez faibles et ne déterminaient d'ailleurs ni douleur ni craquement.

C'est dans ces conditions que M. Jules Roux tenta l'injection iodée. Cette injection, composée comme dans l'observation précédente, fut poussée par le trajet fistuleux; une partie fut laissée dans l'articulation par l'obturation de la plaie externe au moyen d'un morceau de sparadrap anglais.

La douleur fut très-vive et alla croissant pendant trois jours; la peau se couvrit de plaques érythémateuses autour de la cuisse et du genou.

Le 12, M. Roux fut obligé d'enlever le taffetas, de décoller les bords déjà réunis de la plaie, et de donner issue à une quantité de pus, mélangé avec la solution d'iode. Dès lors tous les accidents diminuèrent graduellement. Le 24, le liquide articulaire offrait presque toutes les qualités d'une sérosité limpide et citrine; sa quantité allait en décroissant.

Dans les premiers jours de juillet, la plaie était guérie et l'écoulement tari. Le membre recouvra toute sa mobilité première.

Cet intéressant malade succombait, six mois plus tard, à une affection étrangère, et M. Roux put s'assurer, à l'autopsie, que l'articulation opérée n'offrait aucune différence avec l'autre. La guérison avait été sans réplique.

On nous permettra, pour en finir avec les hydarthroses, de citer deux observations qui nous sont propres et qui ne laissent aucune prise à la critique. Elles ont été soumises à l'Académie de médecine, l'une en 1847, l'autre en 1848. Toutes deux prouvent jusqu'à l'évidence l'innocuité des injections iodées et leur puissance curative dans les hydarthroses invétérées. Elles démontrent en outre qu'une injection seule n'est quelquefois pas suffisante et qu'on ne doit pas craindre de revenir, après un temps plus ou moins court, au même procédé pour obtenir la cure définitive.

Dans le premier de mes cas, il est question d'un jeune militaire du 42e de ligne, de 23 à 24 ans, petit, mais bien proportionné, à système bilieux et sanguin. Ce militaire portait depuis plus de six mois, au genou droit, une hydarthrose très-volumineuse dont il ne pouvait préciser l'origine, et que tous les traitements nombreux qu'on avait employés n'avaient pu améliorer. La thérapeutique était à bout, quand, par l'adjonction temporaire du service des blessés de l'hôpital de Givet au mien, j'eus à reprendre le traitement de ce jeune garçon. Nous avions dans ce moment une épidémie de scorbut, et notre malade, comme beaucoup d'autres, était sous l'influence de cette maladie.

Voici, au reste, dans quel état je le trouvai le 15 juin : Teinte jaune ictérique sur toute la surface du corps, avec pétéchies innombrables et de différentes grandeurs sur toute l'étendue de la peau. Pas d'altération aux gencives ; pas de mouvement fébrile ; faiblesse générale prononcée. La cuisse droite offrait deux fois le volume de l'autre, avec une dureté remarquable des tissus sous la pression ; la jambe, quoique plus volumineuse que l'autre, n'était pas en rapport avec le volume de la cuisse, et restait dans le quart de flexion par rapport à celle-ci. Le genou, offrant plus de deux fois le volume de l'autre, avait une conformation toute particulière. Les saillies habituelles étaient déprimées. La rotule, le ligament rotu-

lien et le tendon du crural antérieur se trouvaient en-
châssés au milieu de saillies formées en haut et en bas
par les expansions capsulaires fortement distendues. La
fluctuation était des plus évidentes dans les saillies, et on
pouvait facilement percevoir de haut en bas et d'un côté
à l'autre l'ondulation de la colonne de liquide repoussée
par une percussion médiocre. Il n'y avait pas de mouvement possible dans l'articulation malade; les douleurs
étaient peu vives, au reste.

C'est dans ces conditions que je décidai de pratiquer
l'injection.

Le 17, en présence du pharmacien en chef de l'hôpital et des sous-aides qui m'assistaient, je pratiquai une
ponction sous-cutanée à la base d'un pli fait transversa-
lement à la peau au-dessus et en dehors de la rotule, sur
la terminaison du vaste externe. Il s'écoula par jet environ 800 grammes de sérosité visqueuse, sanguinolente,
de couleur lie de vin. Une solution de teinture d'iode,
composée de 300 grammes d'eau, 100 grammes de teinture et 5 grammes d'iodure de potassium, fut injectée
immédiatement dans l'articulation. En malaxant avec
une certaine force, le liquide était partout mis en contact avec les parois articulaires. Pendant dix minutes environ, l'injection fut tour à tour retirée et repoussée;
elle fut évacuée ensuite, sauf un vingtième environ qui
fut laissé dans la cavité.

Le malade n'avait que médiocrement souffert pendant
toutes ces manœuvres. Après l'opération les douleurs se
déclarèrent plus vives et durèrent douze heures à peu
près au même degré; cependant il ne fut point nécessaire
de recourir aux cataplasmes ni aux narcotiques. Le genou était fortement tuméfié et présentait de l'empâtement.

J'établis une compression méthodique autour de l'articulation au moyen de bandelettes de diachylon.

Quinze jours après, le genou avait diminué de moitié; mais il était le siége d'une fluctuation manifeste. Nouvelle ponction qui donna issue à environ 250 grammes de sérosité visqueuse et couleur safran. Cette coloration était due à la présence de la teinture d'iode restée dans l'articulation. Nouvelle injection iodée, aux mêmes proportions que la première fois.

Cette fois les douleurs consécutives durèrent quarante-huit heures, mais tellement supportables, que le malade refusa obstinément un cataplasme dont nous voulions envelopper son genou.

Il fut de nouveau établi une compression méthodique qui dut être renouvelée trois jours après, tant le genou avait diminué. La jambe commençait à s'allonger, et les mouvements articulaires s'exécutaient sans douleurs. La compression fut renouvelée deux fois encore en dix jours, et enfin, le vingt-deuxième jour après la deuxième injection, et le trente-septième après la première, notre jeune opéré sortait de l'hôpital. Son genou ne présentait alors aucune différence avec l'autre; l'extension se faisait complétement; il ne restait plus qu'un peu de faiblesse dans l'articulation, et encore une certaine raideur qui empêchait le dernier degré de flexion : la jambe et la cuisse avaient repris la forme et le volume ordinaires. Il n'avait été dirigé aucune médication contre l'engorgement considérable de ces deux portions du membre. Pendant tout le temps que le régiment de ce militaire séjourna encore à Givet (8 mois), nous pûmes nous assurer que la cure était solide, et que notre malade faisait son service comme les autres.

Dans le deuxième cas, il s'agit d'une jeune fille de dix-sept ans, aux chairs blanches, au teint rosé, présentant un certain degré de lymphatisme. Cette jeune personne habitait le village d'Hargnies, à deux lieues de Givet. C'est avec les docteurs Mareschal père et fils que je la vis pour la première fois. Elle boitait depuis l'âge de neuf ans par suite d'une hydarthrose considérable, avec altération des parois capsulaires et des franges synoviales. Son genou nous offrit à la mensuration deux fois le volume de l'autre, la jambe était considérablement atrophiée, la cuisse n'avait pas eu à souffrir de la nutrition, l'articulation n'était le siège d'aucune douleur. Fraîche et jolie, mademoiselle Rollin avait honte de sa claudication, et c'est ce sentiment tout seul qui lui fit réclamer une opération capable de la débarrasser de son infirmité. Quatre bosselures distinctes, de la grosseur d'un œuf de poule, formaient relief en bas et en haut, en dedans et en dehors du ligament rotulien, de la rotule et du tendon du crural antérieur. Dans les tumeurs supérieures, la fluctuation était évidente ; elle était plus que douteuse dans les inférieures. La jambe restait dans la demi-flexion, et pourtant il y avait des mouvements possibles en ce sens.

L'injection iodée fut résolue. Comme dans le cas précédent, je pratiquai une ponction sous-cutanée, en dehors, sur la terminaison du vaste externe, au sommet de la tumeur supérieure externe. Il ne s'écoula par la canule que 60 grammes de synovie pure, et toutes nos manœuvres ne purent en faire sortir davantage. C'était moins que nous avions présumé. Après la sortie du liquide, les deux tumeurs supérieures s'affaissèrent, les inférieures restèrent les mêmes, signe presque certain qu'elles ne communiquaient pas avec les premières. Injection de 60 grammes de solution d'iode, *ut supra*. Cette injection détermina de très-vives douleurs qui arrachaient des cris à la malade. Les tumeurs supérieures furent fortement distendues par la présence du liquide. Après dix minutes, l'injection fut évacuée moins un dixième. Bandage roulé. Les douleurs persistèrent avec violence. Il survint de la fièvre et de l'insomnie; nous nous attendions à des accidents, il n'en fut rien. Tout était rentré dans le calme vingt-quatre heures après. Quinze jours durant il fut fait une compression méthodique autour de l'articulation. Passé ce temps, la partie supérieure de l'articulation avait repris sa forme et son volume, les tumeurs de cette partie avaient disparu, les inférieures persistaient, ce qui présentait un singulier contraste.

L'injection de ces dernières fut décidée et exécutée trois semaines après la première opération. Il fallait un vif sentiment de coquetterie pour donner à cette demoiselle le courage d'aborder une seconde édition de ses premières souffrances.

La tumeur inférieure interne fut ponctionnée la première. Grande difficulté pour faire avancer le trois quart à travers des tissus de consistance lardacée. Je finis cependant par arriver dans une cavité que je parcours avec l'extrémité de l'instrument; mais, à notre grande surprise, pas une seule goutte de liquide ne s'échappe par la canule. Quinze grammes d'injection sont poussés et exigent une très-grande force de pression pour arriver dans la cavité. Une partie y est abandonnée à demeure, et en retirant la canule quelque peu s'infiltre au-dessous de la peau et détermine un trombus. La même opération est répétée avec des résultats en tout pareils sur la tumeur inférieure externe. A la suite de cette deuxième séance, les douleurs et la fièvre se déclarèrent avec autant et plus de violence que la première fois; mais elles cédèrent bientôt sous l'influence d'un cataplasme émollient dont le genou fut enveloppé. Ici la compression fut maintenue pendant un mois, au bout duquel il ne restait plus qu'un peu d'empâtement dans les parties qui avaient été le siége des opérations. L'articulation conservait aussi un peu plus de volume à cet endroit. La jointure jouait avec facilité, et pourtant la jambe ne pouvait arriver à l'extension complète. Les tendons des fléchisseurs formaient une barrière insurmontable à cette extension, et quand on forçait dans ce sens l'extrémité inférieure, les tendons formaient sur les côtés du jarret des reliefs résistant comme des cordes fortement tendues.

Une hydarthrose, après un certain temps d'existence, s'oppose de toute nécessité aux mouvements d'extension. Par cet effet, les fléchisseurs restent dans un demi-relâchement, une rétraction passive. Si l'hydarthrose persiste des années, les fléchisseurs, rétractés d'abord passivement, conservent, par habitude et par nutrition, cette rétraction; ou peut-être, comme à la suite des paralysies, les extenseurs ayant perdu leur force, les fléchisseurs conservant toute la leur, il en résulte que ce défaut d'équilibre est tout à l'avantage de ces derniers, qui tirent le membre dans ce sens et l'y maintiennent. Chez mademoisellé Rollin, l'hydarthrose, la cause première de la demi-flexion de la jambe était guérie ; mais la cause secondaire, la rétraction des fléchisseurs persistant, la jambe, quoi-qu'ayant gagné un peu en extension, ne pouvait cepen-dant arriver à l'état normal.

La ténotomie présentait ici des chances de succès ; nous aurions voulu la tenter pour donner à notre opération d'hydarthrose le brillant qui lui manquait ; mais cette fois la malade, contente de ce qu'elle avait obtenu, voulut abandonner le reste à la chance du temps et de l'exer-cice.

Nous avons revu notre intéressante malade quatorze mois après. La jambe avait repris son embonpoint nor-mal. Le genou conservait encore un peu plus de volume au-dessous de la rotule. La claudication avait considéra-blement diminué, et la jeune personne s'avouait parfaite-ment satisfaite d'en être arrivée à ce point, qu'il lui était très-facile de dissimuler dans la marche, la petite inéga-lité qui restait entre ce membre et son congénère.

Chacun pourra voir qu'il existait dans ce genou d'au-tres altérations qu'une hydarthrose pure et simple. L'état lardacé des tissus dans les tumeurs inférieures, et l'inter-ruption de communication entre celles-ci et les supérieu-res, indiquent clairement une altération des parois capsu-laires et des adhérences anciennes de la part des franges synoviales.

Nous venons de citer vingt hydarthroses opérées par les injections d'iode. A coup sûr, il en existe encore bien d'autres ; mais toutes celles-là ont un caractère d'authen-ticité irrécusable, et c'est d'après ces vingt opérations que nous allons conclure.

M. Velpeau a obtenu, d'après M. Malgaigne, quatre succès sur neuf opérations, et M. Bonnet de Lyon, deux sur cinq, ce qui nous donne un total de six succès sur quatorze cas. A ces six succès il faut en ajouter un dû à M. Bérard, un second de M. Robert : — total 8. Si à ces huit nous adjoignons les deux cures obtenues par M. Jules Roux, de Toulon, et enfin les deux nôtres, il ne nous reste pas moins d'un total de douze succès sur vingt opérations bien connues, bien avérées.

Eh bien, quand on pense que les injections iodées ont été pratiquées pour des hydarthroses plus ou moins invé- térées, ayant résisté à une foule de traitements, et dont quelques-unes offraient des complications d'altérations or- ganiques, croit-on que douze succès sur vingt opérations soient un résultat à dédaigner ? Franchement, nous souhai- terions, à la moindre opération chirurgicale un peu im- portante et faite dans des conditions égales d'ailleurs, un résultat pareil. Aussi, nous ne craignons pas de le dire, les injections iodées, à nos yeux, ont produit des effets merveilleux dans le traitement des hydarthroses. Une seule fois, sur vingt, il est survenu un accident un peu sé- rieux, un flegmon diffus; mais ce flegmon était extra- capsulaire, et n'a compromis en rien la vie de l'indi- vidu.

Donc la crainte de ces accidents terribles signalés par quelques auteurs comme pouvant être la conséquence d'une pareille tentative, s'évanouit devant l'expérience. L'innocuité de ces injections est aujourd'hui avérée, dé- montrée.

On pourrait croire qu'il y a témérité à répéter la même tentative deux fois sur le même genou. Cette témérité, nous l'avons eue dans deux cas, et l'issue a pleinement justifié notre entreprise.

Aussi, nous ne craignons pas de poser en principe que, dans certains cas, lorsqu'une première injection n'aura fourni qu'un demi-succès, il ne faille recourir à une seconde et peut-être même à une troisième, pour avoir pleine et entière justice de l'affection rebelle.

1er GENRE. — *Hydropisies des bourses muqueuses, des gaines synoviales tendineuses.*

En 1847, MM. Leblanc et Thierry adressaient à l'Académie de médecine de Paris le résultat d'expériences assez importantes faites sur des chevaux atteints de cette lésion que les vétérinaires désignent sous les noms de molettes et vésigons. La maladie consiste dans une hydropisie des articulations ou des bourses muqueuses qui les entourent et commune chez les chevaux.

MM. Leblanc et Thierry, imitant la pratique de M. Velpeau dans les hydarthroses, avaient essayé les injections iodées dans ces cas, et les succès nombreux qu'ils avaient obtenus les engageaient à conseiller ce moyen de préférence à la cautérisation dont se servent les vétérinaires. La cautérisation laisse après elle des traces qui déprécient singulièrement le cheval qui en est porteur.

Il n'est pas sans exemple de voir sur l'homme un genre d'affection en tout semblable, traitée et guérie par les injections d'iode. Nous voulons parler de ces tumeurs fluctuantes, situées sur le trajet de quelque tendon, non loin d'une articulation, tumeurs qui sont dues à la distension de la gaine synoviale et à l'accumulation de la synovie dans cette poche artificielle. Nous n'avons pu tomber sur des exemples fournis par la pratique de nos maîtres ; mais, quelque prétentieux que nous devions paraître en nous mettant en avant, nous ne pouvons taire, avant de terminer cet article, une observation toute récente et due à notre pratique.

Une lessiveuse de Givet, femme de quarante et quelques années, portait à la face antérieure et inférieure de l'avant-bras, un peu au dessus du ligament annulaire, une petite tumeur de la grosseur d'une noix et juxtaposée sur les tendons des fléchisseurs superficiels. Cette tumeur indolore, fluctuante, dépressible en grande partie, était, suivant cette femme, le résultat des efforts exercés par le poignet dans le travail de lessivage. Il y avait un an qu'elle avait débuté par une petite saillie. Elle s'était accruc assez lentement ; mais les progrès rapides qu'elle faisait depuis peu engagèrent cette femme à venir me consulter en juin 1848. Je conseillai une compression soutenue au moyen d'une pelotte : ce moyen fut mis en pratique ; mais au bout de trois semaines, cette femme, qui avait besoin de travailler pour vivre, et qui se trouvait trop gênée par l'appareil compresseur, vint me revoir et sollicita un moyen plus expéditif. Je ponctionnai la petite tumeur qui laissa échapper un peu de synovie pure. Une injection iodée, au tiers, fut immédiatement pratiquée et sans causer presque de douleur ; mais les douleurs devinrent vives après, et la partie inférieure de l'avant-bras se tuméfia. Des compresses d'eau froide appliquées pendant 48 heures, triomphèrent du gonflement ; une compression méthodique fut exercée pendant douze jours. A la levée de l'appareil, la tumeur était complétement effacée. Elle n'a plus reparu depuis, quoique le sujet de l'observation ait repris son genre d'occupations habituelles.

1er Genre. — *Hydropisies péritonéales.*

Peut-on faire usage des injections iodées pour la cure de certaines hydropisies siégeant dans la poche péritonéale, la plus étendue de toutes les cavités formées par le dédoublement des séreuses? Nous répondons à cette question par deux faits qui seront bien autrement éloquents que nous.

1° En février 1846, M. Dieulafay, médecin à Toulouse, envoyait à l'Académie de médecine de Paris l'observation complète d'une ascite guérie par les injections en question.

Il s'agissait d'un homme âgé de 42 ans, d'une constitution maladive, qui après s'être exposé au froid, fut pris d'un malaise général, de fièvre, de douleurs dans le ventre. Une diarrhée qui durait depuis deux ans fut totalement supprimée. Quelques jours après on constata un épanchement de sérosité dans le péritoine. Cet épanchement s'accrut rapidement et l'on fut obligé de pratiquer trois fois la ponction.

Chaque fois on retira de vingt à vingt-quatre litres de liquide; mais après la dernière ponction, il survint une syncope que l'on crut devoir être mortelle. L'épanchement s'était formé de nouveau et le malade semblant voué à une mort certaine et imminente, M. Dieulafay résolut de recourir aux injections iodées dans le péritoine. La ponction fut pratiquée de nouveau, et le liquide écoulé, on injecta une solution composée de 32 grammes de teinture d'iode, 4 grammes d'iodure de potassium et 150 grammes d'eau.

Il y eut le soir un peu de réaction fébrile, mais aucun accident grave ne survint. Vingt jours plus tard un nouvel épanchement survint. Cette fois il n'occupait que la partie supérieure et droite de l'abdomen ; les feuillets du péritoine semblaient adhérer partout ailleurs. On retira par la ponction huit à dix litres de liquide seulement, et l'on injecta la solution iodée. Les résultats furent les mêmes que lors de la première injection. Bientôt une troisième ponction devint nécessaire. L'épanchement était beaucoup plus circonscrit : cette fois on ne retira que trois litres de liquide. Une injection iodée fut encore pratiquée sans accident. Quelques jours après les extrémités inférieures étaient fortement infiltrées, mais il n'y avait rien dans l'abdomen.

Le malade fut traité par des purgatifs et se rétablit entièrement : seulement quand il faisait un effort pour se relever, il éprouvait des tiraillements dans le ventre, ce qui, du reste, s'explique aisément. Cette observation fut le sujet d'une vive discussion à l'Académie de médecine. M. Blandin soutint que l'auteur n'avait eu affaire qu'à un de ces kystes multilobulaires comme on en rencontre quelquefois. M. Velpeau s'éleva fortement contre ces prétentions, et la discussion se termina par un vote très-favorable à l'auteur.

2° Dans la même année M. le docteur Leriche de Lyon, notre ami, publiait dans la *Gazette médicale* une observation à peu près analogue.

Une dame encore jeune portait une ascite depuis quelque temps ; elle avait été ponctionnée nombre de fois, et plusieurs médecins lui avait fait suivre tour à tour des traitements divers. Désespérée sur sa position, et ne la supportant qu'avec dégoût, cette dame accepta les injections iodées que lui proposait M. Leriche

L'ascite ne paraissait dépendre d'aucune lésion organique. Après avoir évacué les eaux comme précédemment, notre confrère injecta par la canule du trois-quarts une certaine quantité de solution d'iode au tiers, et la fit sortir ensuite en en laissant une partie dans la cavité du péritoine. Il en résulta de très-vives douleurs avec fièvre. Le lendemain des signes non douteux de péritonite intense se manifestèrent; la violence de l'inflammation fut combattue par des sangsues et des cataplasmes; et quand la péritonite fut entièrement dissipée, l'ascite ne reparut plus.

Quelques mois plus tard M. Leriche pouvait s'assurer que la cure était solide et durable.

En présence de ces deux exemples il est permis de se demander si l'on doit encore hésiter avec autant de frayeur à porter les injections d'iode dans le sein du péritoine.

On est naturellement tenté de reculer quand on réfléchit aux dangers terribles que fait courir aux malades la pénétration de l'air ou de quelque autre corps étranger dans cette cavité. Cependant, si d'un autre côté on pense que le péritoine, distendu, baigné depuis longtemps par une grande quantité de sérosité qui fait office de corps étrangers, a perdu une grande partie de la sensibilité qui lui est dévolue; que sa texture, son organisation ont été singulièrement modifiées autant par la maladie première, quand il y a eu phlegmasie, que par l'ascite qui en est la conséquence, on a lieu de revenir de sa première terreur sur les dangers des injections d'iode dans une affection pareille.

Qui de nous ne sait qu'on n'irait pas de but en blanc faire sur une cuisse saine une vaste incision, qui, traversant toute l'épaisseur des chairs, aboutirait jusqu'au corps du

fémur, sans exposer le membre et le malade à des accidents
fort sérieux ! et pourtant quand il s'agit d'aller à la recherche d'un séquestre dans ce membre, alors qu'un long trajet
fistuleux, existant depuis longtemps, nous conduit droit à
lui, on voit combien les vastes débridements que nécessite
cette recherche entraînent peu d'accidents à leur suite !

La raison en est simple, ainsi que nous le faisait remarquer Dupuytren. Dans ce cas on opère sur des parties
malades, depuis longtemps habituées à la douleur et à la
présence de corps étrangers, tels que pus et séquestre.
L'opération sur ces parties produit infiniment moins de
retentissement que sur des parties saines dont la sensibilité n'a pas encore été émoussée et la texture endomma-
gée. D'autre part tout l'organisme ayant participé à la
souffrance du membre, sa sensibilité s'est émoussée
aussi, la vie est descendue à un degré plus bas, si nous
pouvons nous exprimer ainsi : la réaction générale est
donc moins vive et moins prompte.

Ce que nous venons de dire pour les opérations sur
une cuisse, nous l'appliquons aux injections iodées dans le
péritoine.

Les injections peuvent donc être tentées sans trop de
dangers dans certains cas d'ascite ; reste à déterminer
ces cas.

En proscrivant toutes celles qui sont le résultat d'une
affection organique, d'une dégénérescence de quelque organe ou quelque portion d'organe, celles qui
sont le résultat d'un obstacle au cours du sang veineux
ou artériel, nous restreignons tout d'abord notre cadre. A
notre sens, les ascites résultant d'une phlegmasie chronique
du péritoine pourront être avantageusement combattues

par cette méthode ; celles qui succèdent à la suppression d'un flux, d'un écoulement habituel celles qui sont le résultat d'un exanthème répercuté, comme on dit, ou enrayé dans sa marche celles qui reconnaissent pour cause une profonde débilitation auront encore à gagner dans cette voie de traitement. Il reste bien entendu que toutes les autres ressources doivent avoir été tentées avant d'en venir à celle-ci, et que celle-ci n'exclut point une médication générale à l'adresse de la cause première de l'épanchement.

2ᵉ GENRE. — *Cavités closes artificielles, accidentelles ou anormales.*

Dans cette classe nous comprenons les kystes, quel que soit leur siége, développés dans le sein de l'économie, et offrant une collection, soit séreuse, soit hématique ou purulente, soit mixte.

Chacun sait combien est difficile la cure de ces affections. Vidées, les poches séreuses ne tardent pas à se remplir; la ponction simple est donc un mauvais moyen. Incisées largement et mises en contact avec l'air extérieur, leurs parois peuvent devenir le siége d'une inflammation très-vive, qui expose à des accidents graves: Alors, d'une maladie souvent légère on en fait un cas sérieux. L'extirpation laisse après elle, et peut-être mieux encore, les mêmes accidents que l'incision. Elle a de plus que celle-ci, la chance de la non-récidive, mais elle en partage les dangers.

Restait, par analogie, à tenter sur ce genre de tumeur le traitement par les injections d'iode. C'est encore M. Velpeau qui eut le premier cette heureuse idée. Il la mit à exécution en 1837, et réussit à merveille à obtenir une inflammation adhésive des parois kysteuses et la cure de la tumeur. Nous avons rapporté, dès le commencement, comment cet opérateur s'était aperçu, en opérant ce kyste situé sous le jarret, que l'injection avait pénétré dans le genou sans déterminer d'accident.

L'auteur rapporte qu'en 1841 il eut occasion de pratiquer une injection iodée chez une jeune dame, pour un kyste hématique situé dans le petit bassin. Ce cas est un des plus remarquables. Laissons parler M. Velpeau lui-même :

« Une jeune dame, mariée depuis deux ans, impressionnable, nerveuse au dernier degré et un peu lymphatique, avait cessé d'être exactement réglée peu de temps après son mariage. Bientôt des douleurs vives s'étaient établies dans le bassin et tout le côté droit du bas-ventre.

La santé générale se détériora à tel point que cette dame, douée d'ailleurs d'un moral excellent et de beaucoup de courage, fut obligée de s'aliter complétement. Deux médecins de son pays furent consultés. Pendant dix-huit mois des traitements aussi nombreux que variés furent employés sans succès. La famille de la malade, désespérée, voyant d'ailleurs que les médecins consultés variaient d'opinion, ou plutôt n'avaient pas d'opinion bien arrêtée sur la nature de l'affection, prit le parti de l'amener à Paris.

« L'ayant examinée conjointement avec mon honorable confrère M. Andral et M. le docteur Faivre, je crus pouvoir diagnostiquer une collection de liquide brunâtre, couleur chocolat, derrière l'utérus, collection qui remontait vers la fosse iliaque droite.

« Je conseillai, en conséquence, de ponctionner la tumeur par le vagin, et d'injecter par-là une certaine quantité de liquide iodé, comme s'il se fût agi d'une hydrocèle.

« Je procédai huit à dix jours plus tard à l'opération. Un verre et demi environ de liquide rouge, brunâtre, évidemment hématique, mais très-fluide, sortit par la canule. Je poussai par cette canule, dans la cavité, d'abord de l'eau tiède à titre de lavage, puis de la teinture d'iode étendue d'eau. L'opération, qui eut d'abord les suites les plus simples, se compliqua, au bout d'une douzaine de jours, d'accidents nouveaux qui m'inspirèrent quelques craintes. Ces accidents, qui se sont reproduits à des degrés variables depuis, nous ont toujours paru étrangers à la tumeur injectée. Toujours est-il que cette tumeur n'a point reparu, qu'elle est complétement oblitérée, et que madame J.... ne s'en ressent plus aujourd'hui. »

Nous partageons toute l'admiration de M. Malgaigne pour ce succès; c'est de lui que nous tenons cette remarquable observation.

Ce succès est le plus beau et le plus rapide qu'on puisse obtenir dans un kyste de cette nature. Sa situation, son ancienneté, la disposition du sujet qui en était porteur, pouvaient faire redouter des accidents graves à la suite des injections d'iode. Il était permis, en outre, de douter que la cure pût être définitive après une seule injection.

En effet, dans ces sortes de maladies, ce n'est qu'après des injections réitérées qu'on arrive à une solution complète; et quiconque, après avoir injecté une première fois un kyste, renoncerait à ce procédé parce que la cure ne s'en serait pas immédiatement suivie, pécherait et contre la logique et contre l'évidence des faits.

Ce n'est qu'après deux, trois, et quelquefois quatre injections, qu'on obtient la disparition complète de la tumeur.

Après chaque injection, la collection diminue, si bien qu'à la fin elle ne se reproduit plus du tout.

Les opérations de ce genre ne font pas défaut aujourd'hui ; toutes prouvent l'excellent effet des injections d'iode. Il s'agit de développer dans le sac une inflammation qui métamorphose les conditions des parois. C'est ici que l'inflammation adhésive est prouvée jusqu'à l'évidence ; la guérison radicale ne saurait avoir lieu sans cette condition.

Nous avons pratiqué nous-mêmes, maintes fois, des injections iodées dans des kystes séreux ; le résultat en a toujours été heureux, mais nous n'avons jamais obtenu la guérison après une seule injection.

Vincent H...., de Porcheresse, village belge à quatre lieues de Givet, portait depuis trois ans, au-dessus de la fesse droite, en se rapprochant du sacrum, une tumeur du volume d'une grosse orange, et qui n'avait acquis ce développement qu'avec lenteur. Ce garçon, âgé de vingt-quatre ans, était doué d'ailleurs d'une excellente constitution. Il rapportait l'apparition de cette tumeur à une chute faite par lui trois ans auparavant. La fluctuation dont la tumeur était le siége, le liquide séreux sorti par une ponction exploratrice, me donnèrent la conviction que j'avais affaire à un kyste séreux (octobre 1848). Une ponction sous-cutanée fût pratiquée et donna issue à un verre de sérosité citrine, contenant quelques flocons albumineux en suspension. A cette ponction succéda une injection d'eau tiède à titre de lavage, puis une injection de solution de teinture d'iode, à parties égales, dont un cinquième fut laissé dans la cavité. L'ouverture fut obstruée par un morceau de diachylon en sparadrap. Le malade, opéré à Givet, put retourner le jour même chez lui; les douleurs furent nulles. Trois semaines après, le liquide s'était de nouveau reproduit, mais avec diminution de moitié. Deuxième ponction qui donne issue à du sérum coloré par la teinture d'iode; deuxième injection iodée avec mêmes proportions. Un mois après cette deuxième opération, la tumeur était réduite au quart de son volume primitif. Troisième injection avec de la teinture d'iode pure. Douleurs à peine appréciables. Comme les autres fois, le malade put retourner chez lui dans l'après-midi. Après ce troisième essai, la tumeur s'affaissa entièrement pour ne plus reparaître. En février 1849, je pouvais m'assurer qu'il n'y avait pas eu de récidive.

En mai 1848, Hyp. Géreuzé, de Falmignoux, à deux lieues de Givet, ouvrier cordonnier, âgé de dix-sept ans, de constitution délicate, me consulte pour une tumeur située sur l'olécrane, et de la grosseur d'un petit œuf de poule. Je m'assure que c'est un kyste séreux. Trois injections iodées, d'abord à parties égales, et une quatrième avec de la teinture pure, pratiquées à quinze jours d'intervalle, en triomphèrent complétement. Neuf mois plus tard il n'y avait pas eu de récidive.

Un médecin italien, le docteur Calligari, publiait pendant le troisième trimestre de 1846, dans le journal *Memoriale della medicina contemporanea*, quelques cas de tumeurs enkystées guéries par les injections de teinture

4

d'iode. Partisan avéré de ces injections, il rapportait une série de cas où elles avaient produit la guérison de tumeurs de cette nature, siégeant pour la plupart à la tête et au cou.

Quelquefois des douleurs, une inflammation vive, des suppurations étendues, avaient été le résultat de cette pratique. Mais ce confrère pratiquait la ponction directe, et il reste à nous demander si ces accidents étaient bien dus à l'injection, ou n'étaient pas plutôt la conséquence du mode opératoire? A notre sens, la ponction directe ne peut prévenir la pénétration de l'air, et c'est là une cause suffisamment explicative des accidents qui ont suivi quelquefois des opérations.

Les kystes mammaires trouvent, comme l'a prouvé M. Velpeau, dans les injections d'iode, une ressource plus puissante que dans tous les autres procédés opératoires. Tous unilobulaires et primitivement développés dans le tissu cellulaire qui unit entre eux les divers lobes de la glande du sein, ils finissent, en se développant, par n'être plus recouverts du côté de la peau que par le tissu cellulaire adipeux sous-cutané. Les uns, situés plus profondément, restent longtemps ignorés, jusqu'à ce qu'un de leurs points présente par sa saillie vers la peau, et à la pression, une fluctuation facilement reconnaissable pour un praticien expérimenté; leur surface interne est lisse comme celle des membranes séreuses. Ils renferment un liquide ordinairement transparent et citrin, comme celui des hydrocèles; quelquefois verdâtre et roussâtre (Robert, Société de chirurgie). Les injections d'iode que M. Velpeau emploie exclusivement dans ces tumeurs, développent une inflammation adhésive qui entraîne l'oblitération du sac par l'adhérence des parois entre elles.

3ᵉ GENRE. — *Cavités formées aux dépens de quelque portion de l'organisme, ouvertes ou non, mais dont l'issue prochaine est l'ouverture spontanée.*

Il est assez difficile de bien préciser cette dernière série de cavités. Nous plaçons en tête les abcès scrofuleux et froids, ordinairement accompagnés de décollements plus ou moins étendus de la peau, et qui mettent un temps infini pour arriver à une cicatrisation toujours irrégulière et souvent hideuse.

A leur suite viennent les trajets fistuleux, qui ne sont point le résultat d'une carie ou d'une nécrose de quelque portion d'os plus ou moins près situé. Parmi ces fistules nous n'en exceptons pas même les fistules anales complètes, dont il ne nous sera pas impossible de rapporter un exemple de guérison.

Puis nous parlerons des bubons, des adénites suppurées, ces tumeurs dont le caractère offre si fréquemment un cachet spécial.

A la suite nous ferons figurer quelques exemples de guérison de tumeur blanche au moyen des injections iodées, quoique ces maladies eussent été placées plus convenablement à côté des hydarthroses.

Enfin, oserons-nous avoir cette hardiesse ! nous démontrerons que quelquefois les injections d'iode peuvent procurer un avantage immense dans les abcès par congestion.

Tout médecin qui s'est livré, depuis quelque temps, à la pratique de son art, sait combien on éprouve de difficultés pour faire arriver à cicatrisation ces plaies livides, à larges décollements de la peau, et résultant d'un abcès scrofuleux au cou. A la face, ces abcès laissent après leur guérison des traces indélébiles qui font la torture des malades, parce qu'elles décèlent toujours l'origine d'un mal dont on a presque horreur, parce qu'elles défigurent plus ou moins les malheureux qui en sont porteurs.

Abréger la source de ces interminables suppurations, faire obtenir une cicatrisation prompte et régulière, tel est ici le double bienfait que procurent les injections d'iode. Plus on les pratiquera près du moment de la ponction évacuatrice, et plus on aura de beaux résultats. M. Sedillot, l'honorable professeur de Strasbourg, qui a recours à ces injections dans une foule de circonstances, obtient dans ces cas-ci des succès prodigieux, et si nous ne craignions qu'on ne nous accuse de manier l'hyperbole, nous dirions volontiers qu'aucun scrofuleux ne sort défiguré de ses mains.

Nous nous rappelons avec un vif plaisir un jeune militaire de vingt-cinq ans, éminemment scrofuleux, portant à la région parotidienne et sous-maxillaire gauche, un vaste abcès dont la nature ne pouvait être méconnue, et qui avait mis plus de six mois pour arriver au ramollissement, à la suppuration. Le professeur de Strasbourg, après l'avoir vidé par une ponction, après en avoir nettoyé l'intérieur par plusieurs injections d'eau tiède, injecta une solution de teinture d'iode à parties égales. La peau décollée était livide, amincie dans une grande étendue. L'injection fut répétée d'abord tous les jours dans les mêmes proportions, et suivie d'une compression bien faite; puis il ne fut fait qu'une injection tous les trois et quatre jours. Le recollement des tissus avait lieu en trois semaines avec cicatrice imperceptible. La cure ne s'est point démentie : je voyais ce jeune homme dans mon service après dix-huit mois environ.

En novembre 1847, j'obtenais un résultat pareil chez un jeune garçon de vingt ans, porteur du même abcès à la région parotidienne cervicale droite. Ce malade avait de plus, et en même temps, deux autres abcès, l'un au tiers inférieur de la jambe gauche, l'autre vers la partie postérieure et inférieure gauche du thorax.

Eugène Schl…, de Vodley, village belge à deux lieues de Givet, se présentait à moi dans le courant de novembre, porteur de ces trois abcès. Ce garçon, grand, mais peu fort, était issu de parents scrofuleux. Ces abcès avaient mis de deux à cinq mois pour arriver à suppuration.

Ils furent ponctionnés tous trois le même jour, et présentaient tous des décollements plus ou moins étendus de la peau. Il fut pratiqué dans tous trois une injection de solution d'iode à parties égales. Tous les jours les injections étaient répétées et suivies de la compression. Plus tard, les injections furent faites avec de la teinture pure. Celui de la jambe fut le dernier guéri : il ne le fut qu'en un mois et sept jours; celui du thorax cicatrisa en vingt-neuf jours, et celui de la face, qui faisait le désespoir du malade, était guéri le vingt–unième jour, sans cicatrice apparente. Il est vrai que le traitement général marchait de pair avec les injections iodées et fut continué encore longtemps après. Le malade prenait l'iodure de potassium à doses croissantes jusqu'à quatre grammes par jour. Il faisait usage de décoction de feuilles de noyer, et d'un régime corroborant et nutritif.

Un mois et demi après la guérison de ces abcès, notre malade fut atteint d'un vaste hydrothorax du côté droit qui faillit l'emporter. Enfin, après cinq mois d'un traitement assidu, il en était parfaitement guéri, et j'ai pu m'assurer fréquemment qu'il n'y avait eu récidive de part ni d'autre.

Qu'avons-nous besoin, après ces exemples si frappants, d'en énumérer une foule d'autres. Il faudrait être tout à fait étranger aux progrès de la science, pour ne pas avoir pris connaissance d'un grand nombre de cas analogues publiés dans une foule d'écrits périodiques.

Aussi ne nous étendrons-nous pas longuement sur les avantages des injections d'iode dans les abcès scrofuleux, comme dans les abcès froids. Les injections ne présentent pas ici la moindre apparence de danger, et refuser d'y avoir recours, c'est faire preuve d'une ténacité remarquable en fait de rétrospectivité. Veut-on encore un cas saillant pour les abcès froids?

Merveille, enfant de treize ans, de Falmignoux, près Givet, constitution débile, quoique issu de parents sains, élevé dans une habitation humide et n'ayant pas une nourriture convenable, avait eu déjà deux abcès, l'un au bras droit, l'autre à la cuisse du même côté. Ils avaient mis plus de quatre mois à cicatriser, lorsqu'en décembre 1848 je fus mandé près de lui pour quatre nouveaux abcès à marche lente, sans inflammation tranchée des tissus ambiants.

De ces quatre abcès, l'un, comme un œuf de poule, siégeait à la région cervicale droite; l'autre dans le creux

axillaire ; un troisième sur la fesse gauche, en se rapprochant du sacrum ; le quatrième, enfin, était sous-
malléolaire externe, à la jambe gauche. Quatre ponctions les vidèrent. Il fut prescrit des injections quotidiennes, à parties égales, de teinture d'iode et d'eau
distillée. Le pansement consécutif consistait en l'application d'un morceau de sparadrap sur l'ouverture de
l'abcès. On aurait dit que ce garçon était sous l'influence
d'une diathèse purulente. Son régime fut réglé convenablement : l'iodure de potassium à doses croissantes, la
décoction de quinquina et de feuilles de noyer furent
pris à l'intérieur. Moyennant ce, Merveille obtenait, le
24 janvier 1849, la cicatrisation de tous ses abcès; ce
qui ne l'empêcha pas, par exemple, d'en avoir un énorme
à la région lombaire dans le courant de mai suivant,
et que je ne pus soigner moi-même.

Ce que nous venons de dire pour les abcès froids et
scrofuleux, nous l'étendons forcément aux trajets fistuleux plus ou moins étendus qui en sont fréquemment la
conséquence. Si les injections iodées guérissent les premiers, par la même raison, et d'après le même procédé,
elles doivent guérir les seconds, qui n'en sont qu'une
dépendance, une continuation. L'expérience a parlé, sa
sanction restera.

Le docteur Oulès, médecin à Sorèze, publiait en 1847,
dans le journal de médecine de Toulouse, qu'une fille de
trente ans, d'un embonpoint très-prononcé, eut un abcès
énorme dans le creux de l'aisselle. Deux fistules s'éten-
daient profondément sous les muscles de la poitrine; le
pus qui s'en écoulait était séreux et verdâtre. Il y avait
de la fièvre ; la malade avait perdu l'appétit et s'affaiblis-

sait. La sonde s'engageait profondément dans les fistules, qui prenaient trois directions différentes, et tout débridement était à peu près impossible à cause de l'épaisseur des chairs qu'il aurait fallu diviser. Dans ces circonstances, M. Oulès recourut aux injections d'iode, favorisées par la compression. Une injection fut faite dans chacun des trajets fistuleux, et 70 grammes à peu près de solution furent employés. Il ne se manifesta aucune douleur. Un bandage compressif fut ensuite appliqué sur la poitrine; mais le soin de le renouveler fut confié à des gens fort peu intelligents. La suppuration n'en diminua pas moins dès le troisième jour, et elle était complétement tarie le douzième.

Les cliniques de MM. Velpeau, Bonnet de Lyon, Sedillot de Strasbourg, fourmillent d'exemples analogues. Il est peu de praticiens aujourd'hui, qui s'abstiennent de ce précieux moyen contre des affections que nous savons tous rebelles aux autres thérapeutiques, voire même aux injections vineuses. Que dans certaines fistules anales incomplètes, dans les borgnes externes, par exemple, les injections d'iode donnent les mêmes résultats que dans les autres trajets fistuleux, nous le comprenons; mais nous n'avons pas la même confiance en cette médication pour ce qui est des fistules complètes.

La fistule anale complète est un canal artificiel en dehors de l'intestin rectum, s'abouchant avec lui par son pertuis supérieur, pertuis par lequel une partie des excréments contenus dans l'intestin, file dans le conduit anormal. Cette fuite des matières fécales à travers le pertuis est continue, à moins qu'un obstacle mécanique ne vienne obstruer l'orifice.

La présence continue des excréments dans le trajet fistuleux est la cause matérielle de la persistance de la fistule. Les injections iodées qui guérissent les autres fistules parce qu'elles vont modifier la sécrétion des parois des cavités auxquelles ces fistules aboutissent, comme la sécrétion des parois fistuleuses elles-mêmes, guérissent ces trajets fistuleux en supprimant la suppuration qui agit comme corps étranger dans les conduits fistuleux, et en imprimant à leurs parois une inflammation adhésive.

Mais nous le demandons, dans les fistules anales complètes, comment les injections iodées peuvent-elles aller mettre obstacle au cours des matières fécales par le pertuis supérieur du trajet fistuleux, ce qui est la première condition de la cure? Sont-elles susceptibles d'aller produire immédiatement l'adhésion des parois de ce pertuis? Nous ne le croyons pas.

Il existe pourtant dans la science un cas bien avéré de guérison pareille par les injections d'iode; ce qui nous prouve que la théorie doit rester silencieuse devant l'autorité des faits. Toutefois, nous regardons ce fait comme une exception. Nous avons essayé nous-mêmes plusieurs fois cette médication en pareille occurrence, et nous devons avouer que nous n'avons obtenu que des effets négatifs.

Le Dr Vancampo communiquait à la Société de médecine d'Anvers, en 1847, une observation de fistule à l'anus guérie par les injections iodées. Voici comment il s'exprimait :

« Un ouvrier, âgé de 24 ans, portait un énorme abcès à l'anus; son ouverture fut suivie d'un vaste décollement, et bientôt on reconnut une fistule complète s'élevant à une très-grande hauteur dans l'intestin. Voulant éviter au malade les douleurs de l'opération, je fis des injections avec la solution de nitrate d'argent; mais je reconnus bientôt l'insuffisance de ce moyen. Ce fut alors que, songeant aux succès obtenus par les injections iodées dans des circonstances diverses, je résolus d'en faire usage contre cette fistule. Deux injections furent faites par jour avec une solution à parties égales de teinture d'iode et d'eau. Je continuai cette pratique pendant cinq jours.

Les premières injections furent suivies de douleurs intenses; quand je crus l'inflammation suffisante, je suspendis pendant trois jours, puis, j'y revins; car il sortait par la plaie un peu de pus et quelques matières fécales. Mais déjà la fistule ne s'étendait plus qu'à un pouce de profondeur. Le seizième jour, la guérison était complète.

Bubons.

Les bubons, ces tumeurs suppurées à cachet souvent spécial, ont aussi subi à leur tour l'épreuve des injections iodées; et en effet, comment n'aurait-on pas essayé cette ressource contre ces tumeurs qui, une fois arrivées à suppuration, laissent des décollements considérables, des trajets fistuleux, sinueux et plus ou moins profonds, qui mettent d'ordinaire un temps fort long pour guérir.

Nous faisons encore intervenir dans cette question le professeur Jules Roux de Toulon dont nous avons déjà eu occasion de citer l'expérience à l'occasion des hydarthroses.

Ce professeur partant de ce point que l'on possède des agents dont l'action sur des parties enflammées change

le mode d'inflammation sans rien ajouter à la phlogose
elle-même, tels que le nitrate d'argent dans la conjonc-
tivite, le nitrate de mercure sur les ulcérations syphiliti-
ques, voulut essayer d'abord avec une sage prudence,
puis avec plus de hardiesse, si le même effet substitutif
ne pourrait pas être avantageusement provoqué sur les
parois d'un bubon en suppuration.

M. Roux fait à la peau de l'abdomen un pli parallèle
au ligament de Fallope et immédiatement au-dessous de
lui, puis ponctionne le bubon par la base de ce pli au
moyen d'une sonde cannelée peu longue et terminée en
fer de lance. Il choisit ce point, afin que le trajet se laisse
plus tard pénétrer plus difficilement par le pus qui vien-
drait à s'écouler au dehors. Le bubon vidé et nettoyé, il
injecte ensuite une solution d'iode au tiers dont il ne
laisse qu'une faible partie à demeure.

L'auteur cite sept cas choisis sur seize opérations de ce
genre qui ont toutes réussi. A son dire, le plus souvent la
petite plaie et le canal celluleux qui conduisent au foyer
purulent, se sont cicatrisés par première intention ;
d'autrefois ils ont suppuré quelques jours. Dans aucun
cas la suppuration n'a de nouveau apparu dans le bubon
évacué ; à l'injection succédait une inflammation comme
dans l'hydrocèle, puis la tuméfaction disparaissait, et
enfin arrivait la cicatrisation définitive.

Sur les sept malades que présente M. Roux dans son
mémoire la cure a été rapide. Trois bubons sous-cutanés
ont été guéris en douze, quatorze, et huit jours; deux
sous-faciaux en onze et treize jours; un sous-aponévrotique (grave et compliqué de trajets fistuleux préexistants)
en vingt-six jours; un mixte en douze jours. Nous

demandons quelle est la méthode qui dans le traitement des bubons suppurés a produit des succès si rapides ?

Peu de temps après, notre collègue, M. Marmy, publiait un mémoire sur ce même sujet ; ce confrère donnait à l'action des injections iodées pour la cure des bubons une couleur toute différente de celle de M. Roux.

Tandis que celui-ci fait la ponction en haut du foyer, M. Marmy l'a fait au côté interne ou externe, en choisissant toujours le point le plus déclive. Pour M. Roux les injections iodées impriment aux surfaces morbides une modification inflammatoire substitutive. M. Marmy préfère cette médication, parce que, dit-il, elle active les organes de l'absorption, ceux-là même qui sont le siége du mal ; puis parce qu'elle peut agir par ses propriétés qui la placent à côté des préparations mercurielles en tant que médicament antisyphilitique.

Point ne nous est permis de discuter ces points de doctrine, nous laissons à chacun la responsabilité des explications données sur la manière d'agir des injections d'iode dans ces cas. Ce que nous entendons constater seulement, ce sont les beaux succès que l'un et l'autre ont obtenus. Ceux de M. Marmy, pour être plus nombreux, n'en sont pas moins brillants que ceux de M. Roux.

Nous avons fait nous-mêmes maintes fois usage des injections iodées dans le bubon suppuré. Nous nous hâtons de dire que nos résultats n'ont pas été tout à fait les mêmes que ceux de ces deux confrères.

Nous avons opéré neuf bubons ; cinq ont été ouverts par nous et injectés ; les quatre autres avaient été ouverts par le bistouri ou s'étaient ouverts spontanément.

1° Pon..., 42° de ligne. Bubon survenu à la suite d'un chancre non induré et débutant dix-sept jours après l'apparition de l'ulcère syphilitique, bubon sous-cutané à foyer assez vaste. Ponction le vingt-quatrième jour de l'apparition, injection iodée tous les jours, puis tous les quatre jours, solution à parties égales. Guérison le dix-neuvième jour.

2° Bleuw..., 2° cuirassiers. Bubon sous-aponévrotique à plusieurs loges (trois), ayant succédé à une blennorrhagie, vingt-sept jours d'existence. Injections tous les jours aux mêmes proportions; puis les cinquième, septième et huitième jours, injections avec la teinture pure. Guérison le trente-septième jour.

3° Vaut..., jeune homme de Givet, vingt-quatre ans. Bubon sous-cutané survenu après la disparition d'un chancre au prépuce, et guéri par la cautérisation au nitrate de mercure. Le bubon est ponctionné le treizième jour, injections iodées comme dans les cas précédents. Guérison en quatorze jours.

4° Dérip..., maître batelier belge. Vaste bubon survenu durant le cours d'une urétrite intense, situé profondément sous l'aponévrose, ayant déterminé de violentes douleurs avec fièvre, ayant résisté à de nombreuses applications de sangsues, aux onctions mercurielles, aux cataplasmes. Ponctionné le vingt-cinquième jour, présentant des foyers multiples communiquant successivement les uns avec les autres, ouverture spontanée de l'un des foyers; injections iodées comme dans les cas précédents. Guérison complète en trente-quatre jours.

5° Peup..., 63° de ligne. Bubon superficiel mais étendu, avec amincissement et coloration violacée de la peau, coexistant avec un chancre au gland. Ponctionné le quinzième jour, injections iodées. Guérison le treizième jour.

6° Bomb..., 42° de ligne. Bubon ouvert spontanément, deux trajets fistuleux dont l'un aboutit à un foyer profond, décollement considérable de la peau autour du foyer superficiel, plusieurs points d'induration autour du foyer profond. En traitement depuis quarante-trois jours depuis l'ouverture spontanée; injections iodées. Guérison en trente-neuf jours.

7° Lieu..., 42° de ligne. Bubon sous-facial à foyer mutiple, à trajets fistuleux mutiples (trois) avec déperdition d'une portion de la peau et de tissu cellulaire (quatre lignes d'étendue environ) sur un point. Ouvert spontanément et en traitement depuis dix-sept à dix-huit jours. Injections iodées quotidiennes, d'abord avec une solution à parties égales, puis avec de la teinture seule. Guérison en vingt-et-un jours.

8° Izesa..., 5° dragons. Bubon superficiel ouvert spontanément, décollements considérables, deux ouvertures avec trajets fistuleux. En traitement depuis onze jours, injections iodées comme dans le précédent. Guérison le dix-neuvième jour.

9° Bris..., 63° de ligne. Bubon superficiel à la suite d'un chancre encore en suppuration, datant de vingt-sept jours; ouvert spontanément depuis quatorze jours; un long trajet fistuleux aboutit à un foyer unique, peu étendu, avec induration au pourtour et teinte livide de la peau susjacente. Injections iodées. Guérison le quinzième jour.

Nous n'avons jamais fait une seule injection comme

M. Roux, nous ne l'avons pas essayé, guidé par notre pratique pour les kystes. Nos résultats, comme on le voit, sont loin d'être aussi satisfaisants que ceux de ce professeur et ceux de M. Marmy, et cependant ils nous prouvent, surtout dans les quatre derniers cas, que les injections d'iode sont d'un puissant secours.

Abcès par congestion.

Nous voilà en présence d'une de ces terribles maladies contre lesquelles tout les secours de la chirurgie ne sont malheureusement que trop souvent impuissants.

L'abcès par congestion ne puise point en lui-même, ni dans les conditions des tissus au milieu desquels il repose, sa raison d'être. Il est le résultat de l'altération d'un tissu le plus souvent osseux et éloigné, quelquefois fort éloigné du réservoir de la collection purulente.

Le pus formé au pourtour de la partie primitivement malade, se fraie un chemin le long des parties déclives, à travers le tissu cellulaire intersticiel, et détériorant, détruisant de proche en proche ce tissu cellulaire, il finit par se creuser un réservoir plus ou moins vaste là où il rencontre des digues assez solides pour l'empêcher de cheminer plus loin.

Il est donc impossible de guérir cette vaste poche purulente, n'importe par quel moyen on l'attaque, si on ne parvient à détruire l'altération morbide qui lui a primitivement donné naissance. Il y a mieux, c'est que des différents moyens mis en pratique pour évacuer ces immenses collections, ce qui n'est qu'un palliatif, tous ne jouissent pas de la même innocuité : quelques-uns ont le

funeste privilége d'ajouter aux dangers immenses que
court déjà le malade.

Que doit se proposer le chirurgien dans ces sortes de
cas? Chercher à combattre avantageusement, s'il le peut,
la cause première; attaquer ensuite la collection purulente qui elle-même est quelquefois un sujet de danger
grave, et l'attaquer par les moyens les plus convenables,
qui exposent moins à l'inflammation des parois de ces
énormes abcès. Mais, nous le répétons, ces derniers moyens
ne seront efficaces qu'autant que le mal primitif aura été
dompté.

Admettons donc que dans un abcès par congestion
cette cause dernière soit remplie ou susceptible de l'être,
il nous reste à discuter les moyens qui seront les plus
propres à faire disparaître la collection purulente et
à obtenir la cicatrisation du sac qui la contenait.

M. Jules Guérin a prouvé récemment, par des faits
passés au creuset d'une commission spéciale, que la
ponction sous-cutanée était de tous ces moyens le plus
efficace; la ponction sous-cutanée, en supposant la maladie première guérie, a l'avantage de vider l'abcès sans
exposer la poche au contact de l'air atmosphérique;
mais elle n'imprime à cette poche aucune impulsion,
elle la laisse abandonnée aux ressources de la nature, et le
recollement des parois ne peut s'effectuer qu'avec une
grande lenteur et après des ponctions plus ou moins
nombreuses.

Dans les même conditions, les injections iodées, succédant à la ponction, doivent d'après le raisonnement
augmenter les chances de la guérison, hâter du moins le
moment de la cicatrisation définitive de l'abcès. Hâter la

guérison, ce n'est pas une petite affaire en des circonstances pareilles, où ordinairement les sujets affaiblis et par la cause première de la maladie, et par cette énorme suppuration qui se perpétue au sein de l'abcès, se trouvent tout au moins dans un commencement de marasme. Quoique le raisonnement soit apte à prouver l'utilité des injections iodées, je ne sais pas si quelque chirugien les a déjà essayées en cas pareil : j'avoue mon ignorance ; mais ce que je sais, c'est que malgré l'usage fréquent que j'avais fais de ce moyen dans grand nombre de circonstances, je n'avais jamais eu la hardiesse de chercher à en tirer parti dans les abcès par congestion.

Cette hardiesse m'est enfin venue, et je dois m'en féliciter, puisqu'elle m'a procuré un succès qui mérite d'être relaté avec quelques détails.

Je n'avais point abordé ce point lorsque j'envoyai mon mémoire à la Société de médecine de Toulouse, parce que je n'avais aucun fait par devers moi. Celui que je vais raconter date du courant de mars dernier.

Mademoiselle Labesse, jeune fille de 21 ans, grande, bien proportionnée, à chairs blanches, à peau fine, est issue de parents scrofuleux. Elle est cadette de deux sœurs qui se sont toujours bien portées cependant. La mère est morte de bonne heure, à la suite d'affection chronique de poitrine. Son père, qui vit encore, a eu dans le courant de mai dernier deux abcès scrofuleux, assez étendus à la région cervicale droite pour lesquels je lui ai donné des soins.

Mademoiselle Labesse est de Vodley, village belge à deux lieues de Givet; mais, ainsi que ses deux autres sœurs, elle habite Givet depuis longtemps, où elle travaille à la fabrique de pipes. Cette jeune personne porte autour de son cou de vastes et irrégulières cicatrices qui sont dues à des abcès scrofuleux qu'elle a eus dans un âge un peu moins avancé.

Depuis dix mois, elle ressentait des douleurs plus ou moins vives à la région cervicale postérieure et correspondant aux apophyses épineuses des troisième, quatrième et cinquième vertèbres de cette région. Un point douloureux existait aussi vers l'apophyse transverse de la quatrième vertèbre du cou. La malade était confiée aux soins du médecin de la fabrique. Il ne fut rien fait pour ces douleurs qui finirent par amener la presque impossibilité des mouvements du cou, tant dans le sens de la flexion que de la rotation. Bientôt l'appétit se perdit avec les forces, les règles se supprimèrent; une pâleur considérable se peignît sur les traits, les extrémités inférieures s'infiltrèrent; puis deux tumeurs commencèrent à saillir, l'une plus grande vers la région lombaire gauche, l'autre moins volumineuse en dehors de l'angle inférieur de l'omoplate du même côté. Ces deux tumeurs augmentèrent graduellement de volume, et le 17 mars, cette fille se présentait à moi pour réclamer mes soins. Une toux sèche existait depuis deux mois et demi ou trois mois, la respiration était gênée parfois, et la marche ne pouvait s'effectuer que péniblement. L'ascension donnait des palpitations à étouffer. Un léger mouvement fébrile accompagnait tous ces désordres.

Quand je vis la malade pour la première fois, la tumeur inférieure avait bien six pouces de diamètre, et présentait une fluctuation assez profonde à cause de l'épaisseur des tissus. La sous-scapulaire n'avait guère que

trois pouces et demi à quatre pouces, et laissait plus difficilement encore percevoir la fluctuation.

Je soupçonnai deux abcès par congestion. La pression
exercée avec prudence à la région cervicale endolorie, me
révéla la souffrance des apophyses épineuses des vertèbres
précitées, ainsi que de l'apophyse transverse gauche de la
quatrième.

Ces douleurs pouvaient bien être le résultat d'un ramollissement tuberculeux du tissu spongieux de ces portions d'os.

Je proposai préalablement l'application de six cautères
à la potasse sur les divers points douloureux. Cette application fut acceptée et exécutée séance tenante.

La malade fut soumise à l'usage de l'iode pur, à doses
croissantes, en commençant par 5 centigrammes et ar-
rivant jusqu'à 2 décigrammes par jour.— Elle dut pren-
dre également le sous-carbonate de fer tous les jours, la
décoction de feuilles de noyer. Elle fut soumise à un régime nutritif et un peu tonique.

Après un mois de ce traitement, la menstruation reparut, les extrémités inférieures désenflèrent, la faiblesse
générale diminua. En un mot, une amélioration considérable dans l'état général du sujet se manifesta. Je crus
le moment opportun pour ponctionner le plus grand des
deux abcès.

Par une ponction sous-cutanée, j'évacuai environ 300
grammes d'un pus séreux, mal lié, ou plutôt pas lié du
tout, contenant en suspension des détritus organiques,
des grumeaux. Une injection iodée au tiers fut pratiquée
immédiatement et ne causa aucune douleur vive; 60 grammes environ du liquide injecté furent laissés dans la cavité.

En huit jours, l'abcès s'était reproduit. Nouvelle ponction, nouvelle injection. C'était le 30 avril.

Le 3 mai, l'abcès sous-scapulaire fut ponctionné et injecté à son tour, comme le précédent. Tous les deux furent ponctionnés et injectés quatre fois, de huit en huit jours chaque fois. A la quatrième ponction, la collection était réduite des trois cinquièmes et plus. Les tissus, auparavant décollés, commençaient à adhérer dans toute la circonférence. Je pratiquai enfin une ponction directe sur chaque abcès afin de pouvoir les injecter tous les jours. Après chaque injection qui était à parties égales de teinture et d'eau, l'ouverture était obturée avec un morceau de taffetas agglutinatif. L'état général de la malade était parfaitement satisfaisant. Les forces renaissaient. Une seconde menstruation se montrait. Les douleurs du cou étaient dissipées, et la malade pouvait le mouvoir aisément en tout sens. Les cautères donnaient encore, ce qui n'empêcha pas mademoiselle Labesse de reprendre aussitôt ses occupations à la fabrique. L'appétit était très-vif. Inutile de dire que le traitement général était suivi exactement.

Enfin, le 3 juin, quelques jours avant mon départ de Givet, la cicatrisation était achevée dans ces deux abcès, et la jeune personne avait un aspect de santé confirmée. Je lui recommandai de continuer son traitement interne encore un mois et demi.

Ce qui m'a donné la conviction que j'avais eu affaire à deux abcès par congestion, c'est d'abord le début de la maladie, l'origine des abcès succédant aux douleurs cervicales, l'endolorissement des apophyses des vertèbres, endolorissement si bien circonscrit; là position des abcès, la nature du liquide, et par-dessus tout les décollements excessivement vastes, s'étendant pour le plus grand abcès presque jusqu'à la quatrième vertèbre cervicale, ainsi que j'ai pu m'en assurer par l'introduction d'une sonde flexible qui remontait le long de la gouttière vertébrale, jusqu'à environ un pouce ou un pouce et demi du lieu indiqué.

Si maintenant on fait attention aux désordres généraux qui étaient survenus chez cette jeune personne et qui ont tous disparu graduellement en même temps que les abcès guérissaient, il ne restera, je crois, pas l'ombre d'un doute pour les lecteurs.

Les injections n'ont eu qu'un seul mérite ici, c'est de hâter la cicatrisation alors que ces abcès étaient dans les conditions de guérison par la disparition de la cause qui avait provoqué leur développement.

Tumeurs blanches.

Les tumeurs blanches sont l'expression de désordres divers qui affectent les jointures. Tantôt la maladie est bornée aux tissus blancs articulaires, tantôt elle envahit les cartilages; quelquefois les têtes osseuses elles-mêmes subissent les ravages de cette affection, qui a son point de départ ou qui se relie avec une lésion générale de l'économie. Quelle que soit l'idée qu'on se forme des tumeurs blanches en adoptant tel ou tel système, il arrive un moment où, quand le mal n'est pas arrêté, il se forme des collections purulentes, séro-purulentes, dans l'intérieur de la capsule articulaire ou entre cette capsule et les parties environnantes, mais communiquant alors presque toujours avec la cavité capsulaire par un trajet plus ou moins sinueux.

Ces collections ont une valeur relative à la constitution du sujet, à la lésion organique de l'articulation qui a concouru à lui donner naissance. Plus celle-ci sera grave, moins il y aura d'espoir de venir à bout de la suppuration, et souvent l'amputation n'est que la ressource désespérée qu'on puisse opposer à cette maladie.

Quelques chirurgiens ont cherché à tirer parti des injections iodées dans les cas de tumeurs blanches suppurées. M. Sedillot est, à notre connaissance, celui qui en fait le plus fréquemment usage. Tous les faits que nous connaissons de lui n'ont trait qu'à de petites articulations, et les succès sont nombreux.

Voici deux exemples à nous appartenant et qui offrent un certain intérêt :

1° Hippolyte Coco, enfant de seize ans, d'Hermeton-sur-Meuse, village belge à deux lieues de Givet, avait eu en 1846 une carie de l'os de la pommette que j'avais dû lui reseequer. Ce garçon, éminemment scrofuleux, issu de parents dans les mêmes conditions, ayant déjà perdu deux sœurs plus âgées que lui, était guéri de l'opération que je lui avais pratiquée, lorsque fin mai de la même année, il lui survint des douleurs sourdes dans le pied gauche, et bientôt un gonflement plutôt œdémateux que vraiment inflammatoire. Ce gonflement tendit à augmenter pendant quatre mois, le restant du membre s'atrophiait à vue d'œil : frictions mercurielles, bains iodés et salins, pommades iodurées, larges vésicatoires, cautères, tout avait été inutile. Au cinquième mois, la peau étant

devenue tendue, luisante, violacée, tant à la face plantaire que sur le dos du pied, il se fit deux ouvertures,
l'une à la plante du pied, l'autre sur le dos. Il sortit un
pus mal lié, puis une sérosité ichoreuse.

Le jeune malade ne marchait plus depuis quatre mois
et demi : pendant trois mois il fit usage de l'huile de foie
de morue à l'intérieur ; puis il prit de l'iodure de potassium
pendant sept mois à la dose d'un et deux grammes par jour
avec tisane de feuilles de noyer. Quand les ouvertures furent
faites, je pus explorer avec un stylet par les trajets fistuleux, et arriver par la face dorsale sur le dernier cunéiforme
dénudé de son périoste, par la face plantaire sur les deux
autres cunéiformes dans le même état. Le malade était
fort amaigri, les fistules jetaient abondamment, malgré
les bains iodés, le traitement interne et les diverses applications topiques faites sur la partie malade. Quelques
confrères pensaient sérieusement à l'amputation, quand je
voulus essayer des injections d'iode. Pendant trois semaines il en fut pratiqué une par jour, par chaque trajet
fistuleux et à parties égales de teinture et d'eau ; des
compresses imbibées de la même solution enveloppaient ensuite le pied. Durant un mois et demi ensuite, de la teinture
pure fut injectée tous les deux jours, et le malade prenait
un bain de pied iodé le jour où on ne faisait pas d'injection. Le traitement interne était continué.

Dès le vingtième jour de l'usage des injections, le suintement considérable qui se faisait par les ouvertures fistuleuses avait grandement diminué. Le pied était réduit à
la moitié du volume qu'il avait précédemment. Quoique
les tissus conservassent une consistance encore semi-
lardacée, peu à peu le gonflement disparut en entier, les

fistules se fermèrent, et le jeune Coco put commencer à marcher deux mois et demi après avoir commencé les injections.

Le traitement interne fut continué pendant quatre mois encore. J'ai pu m'assurer, il y a trois mois, que la cure était solide.

2° Mademoiselle Hortense Geneuw de Vaussort (Belgique), à trois lieues de Givet, portait une tumeur blanche au coude gauche depuis quatre mois; elle avait une mauvaise poitrine, et tout portait à croire à l'existence de tubercules pulmonaires nombreux et disséminés. Elle avait eu des hémoptysies fréquentes.

Le 16 octobre 1847 elle me consultait pour son bras. Divers traitements avaient été employés sans succès aucun. Le coude offrait une tuméfaction qui le rendait deux fois plus volumineux que l'autre, l'avant-bras restait demi-fléchi, le moindre mouvement occasionnait de très-grandes douleurs. Application de six cautères à la potasse, traitement interne comme chez le précédent malade, plus tard cautérisation au fer rouge. Malgré tout, vers le milieu de décembre, une fluctuation avec amincissement de la peau s'était manifestée. Il fallut pratiquer une ponction à deux travers de doigts en dehors et au-dessus de l'olécrane. Une sérosité sanieuse et purulente s'en écoula en abondance. En explorant par la plaie le stylet tomba dans l'articulation, mais je ne perçus que des surfaces molles, fongueuses, sans toucher à un os. Je fis une injection au tiers avec la précaution d'en laisser une portion dans l'intérieur. Les douleurs furent très-vives. Trois jours après, la plaie s'était rouverte et avait laissé échapper avec l'injection une certaine quantité de sérosité, ichoreuse. Nouvelle injection, douleurs moins vives; mais le coude devint le siége d'une inflammation telle qu'il fallut le recouvrir de cataplasmes émollients. Troisième injection à quatre jours de distance : celle-ci ne cause presque pas de douleur. Immédiatement après, compression avec des bandelettes de diachylon. A partir de ce moment il fut fait une injection tous les quatre jours, et le quarante-septième jour à dater de la première injection, l'ouverture fistuleuse était oblitérée, le coude avait beaucoup diminué, les mouvements, l'extension comprise, commençaient à s'y faire sans douleur. L'œdème de l'avant-bras était dissipé, un bandage roulé fut maintenu pendant un mois encore autour du membre. Au commencement de mars tout allait bien pour ce membre dont la malade pouvait faire usage.

Il n'en fut malheureusement pas ainsi pour la poitrine dont l'état allait en s'aggravant. Quatre mois et demi après avoir été guérie de sa tumeur blanche, mademoiselle Geneuw succombait à la phthisie pulmonaire.

Les deux observations que nous venons de rapporter sont assez concluantes en faveur des injections iodées employées dans les tumeurs blanches arrivées même à un état désespéré.

Spina-bifida.

Nous nous contenterons de rapporter d'après la *Gazette des hôpitaux*, un cas de cette affection guéri par les injections d'iode.

Un journal indien (d'après la *Gazette* du 3 février 1849) rapporte un cas de spina-bifida guéri par le docteur Braniard à l'aide de deux petites injections iodées, pratiquées à vingt jours l'une de l'autre et suivies de la compression. La tumeur existait au sacrum, avait neuf pouces de circonférence et trois pouces de hauteur, était accompagnée de paraplégie et d'incontinence recto-vésicale chez une demoiselle de treize ans ; l'injection a été pratiquée sous-cutanément et laissée dans la tumeur; le liquide injecté se composait d'iodure de potassium un grain, iode un demi-grain, eau distillée un drachme. La réaction a été vive la première fois, modérée la seconde : la compression a oblitéré la poche. Guérison radicale en deux mois, amélioration de la paraplégie.

Nous avons parcouru, un peu brièvement à notre avis, les différents cas où les injections iodées peuvent être réellement avantageuses. Nul doute que nous n'ayons fait quelque omission et peut-être quelque omission importante. Toutefois des faits que nous avons rapportés il nous est permis de conclure :

1° Que dans l'hydrocèle ces injections constituent un moyen de guérison auquel nul autre ne peut être comparé sous aucun rapport.

2° Que dans les hydarthroses, en raisonnant d'après vingt faits bien authentiques, elles constituent encore un remède excellent, alors que toutes les autres médications ont échoué; que si dans ces affections les tentatives ne sont pas encore assez nombreuses, elles le sont du moins assez pour témoigner de l'innocuité du remède et engager à y recourir dans les cas d'hydarthroses rebelles à des moyens qui présentent moins de danger en apparence ; que douze guérisons sur vingt opérations faites dans des circonstances aussi exceptionnelles constituent un succès tel que nulle autre méthode ne peut revendiquer, et que définitivement, d'après notre expérience à nous, il ne faut point reculer devant une seconde et même une troisième tentative, si l'affection n'est qu'améliorée et point guérie.

3° Que dans quelques cas exceptionnels d'ascites bien choisies, elles offrent encore une ressource précieuse à la thérapeutique de ces maladies, le danger qu'elles suscitent, la péritonite aigüe, devant tourner au profit du malade, si elle n'est pas trop violente, car la péritonite amène l'adhérence de la duplicature du feuillet péritonéal. La science a encore beaucoup à faire et à espérer sur ce sujet. Le médecin devra être très-réservé et attentif à combattre les accidents qui se manisfesteraient avec une pétulance redoutable.

4° Que dans les abcès froids, scrofuleux, comme dans les trajets qui en sont la conséquence, les injections d'iode méritent autant de faveur que dans l'hydrocèle et l'hydarthrose.

5° Qu'elles peuvent rendre un grand service dans quelques cas d'abcès par congestion dont la cause première est susceptible d'être vaincue.

6° Que dans les kystes séreux, hématiques ou mixtes, quels que soient au reste leur volume comme leur position, pourvu qu'ils soient à la portée des manœuvres, elles sont le meilleur moyen curatif. Ce fait est incontestable d'après l'expérience comme d'après le raisonnement.

7° Qu'il est bien avéré qu'employées en temps opportun dans les bubons, c'est-à-dire immédiatement après l'évacuation du pus que renferment ces tumeurs, elles activent, elles hâtent d'une manière remarquable la cicatrisation de ces poches purulentes qui mettent quelquefois un temps désespérant pour arriver à la cicatrisation, quelsque soient du reste les autres moyens qu'on emploie.

8° Enfin, que les tumeurs froides sont souvent modifiées d'une manière avantageuse par les injections iodées, nous pouvons même dire quelquefois guéries, à la condition cependant qu'un traitement général bien entendu vienne, comme dans les abcès froids, scrofuloux et par congestion, combattre efficacement les tendances d'une cause agissant d'une manière plus générale sur l'organisme.

De quelle manière doivent être employées les injections iodées.

Généralement M. Velpeau se borne aujourd'hui à employer la teinture au tiers dans les hydrocèles, hydarthroses, voire même dans les kystes. C'est la proportion qui lui a paru le plus convenable, bien qu'il ait reconnu lui-même qu'une solution plus concentrée pouvait être employée sans danger.

Dans les kystes, abcès froids, scrofuleux, par congestion, fistules, nous avons fréquemment dépassé les limites de notre maître, nous avons même quelquefois employé la teinture à l'état de pureté, et nous nous en sommes bien trouvé. Le tact du chirurgien doit ici servir de base.

Quelques praticiens ont cru devoir ajouter une certaine quantité d'iodure de potassium à la solution, un grain par trente grammes. Cette pratique nous l'avons adoptée aussi et elle offre un avantage. Dans la solution, l'iode a une tendance à se volatiliser, pour peu qu'elle soit en contact avec l'air atmosphérique, ou se précipite facilement au fond du vase, dès que l'eau distillée est ajoutée à la teinture. L'iodure de potassium sature la solution ; on est moins exposé aux pertes d'iode par les causes sus-énumérées.

Un point sur lequel nous devons insister est la manière de pratiquer la ponction. Nous attachons une grande importance à la ponction sous-cutanée. Il est prouvé que l'air extérieur produit un effet délétère quand il pénètre et se met en contact avec les cavités closes. Il est démontré suffisamment que la teinture d'iode ne développe dans l'intérieur de ces cavités qu'une inflammation modérée, l'inflammation que l'on cherche à susciter. Or, il est indispensable d'empêcher la pénétration de l'air atmosphérique, comme il est d'une minime importance de laisser un peu plus ou un peu moins de solution dans la cavité. La ponction sous-cutanée étant le meilleur moyen d'empêcher la pénétration de l'air, c'est à elle qu'on devra recourir.

On peut se servir pour cette ponction du trois-quarts ordinaire avec la précaution de comprimer la tumeur à mesure qu'elle se vide, afin que la canule soit toujours pleine de liquide et que les parois de la poche soient autant que possible mises en contact. Dès que le liquide cesse de couler, il faut boucher l'orifice externe de la canule avec un bouchon préparé d'avance; car l'espace qui s'écoule entre l'évacuation et l'injection est plus que suffisant pour permettre à une grande quantité d'air de s'introduire si on néglige cette précaution.

Nous ne saurions terminer ce petit travail sans faire quelques observations sur l'explication donnée par M. Velpeau, au sujet des adhérences que provoquent les injections iodées.

Ce professeur publiait, en 1843, dans les *Annnales de la chirurgie*, ses recherches anatomiques, physiologiques et pathologiques, sur les cavités closes, naturelles ou accidentelles de l'économie animale. Après avoir prouvé qu'une étude attentive de ces cavités, décrites jusqu'ici sous le titre de membranes séreuses ou synoviales, lui avait démontré que ce ne sont ni des sacs, ni de véritables membranes comme on le croit généralement, les recherches multiples auxquelles il s'est livré lui ayant fait voir aux divers âges de la vie intra-utérine, sur les cadavres de jeunes sujets, sur des adultes ou des vieillards, à la place de sacs, de membranes fermées, de simples surfaces, cavités sans ouverture : après avoir étendu cette loi non-seulement à tout le système séreux en général, mais encore aux séreuses accidentelles qu'il partage en deux ordres, il ajoute que les usages des séreuses sont différents suivant que les cavités closes appartiennent à l'état normal ou à l'état pathologique.

Les premières ont pour but principal, sinon unique, de rendre faciles et souples les mouvements des parties voisines. Si donc elles viennent à disparaître, les mouvements seront gênés ou même perdus; que si au contraire les organes voisins sont aptes encore à continuer leurs mouvements, la cavité détruite finira par se reproduire. Ce fait bien connu pour les adhérences partielles de la plèvre et du péritoine, M. Velpeau le généralise et dit l'avoir constaté pour les larges adhérences de ces deux cavités, pour la tunique vaginale, les séreuses articulaires et tendineuses, et enfin les bourses sous-cutanées. Dans les articulations malades, ajoute-t-il, que j'ai traitées par les injections iodées, les adhérences qui amènent d'abord la guérison de l'hydarthrose disparaissent ensuite, de telle sorte que la jointure reprend bientôt toute sa mobilité naturelle.

On le voit, M. Velpeau attribue aux injections iodées, dans les hydarthroses, la propriété de déterminer une inflammation adhésive.

Il en est bien certainement ainsi pour les autres cavités accidentelles ou naturelles, telles que kystes et hydrocèles ; mais une attention minutieuse nous a conduit à penser qu'il pourrait bien en être autrement dans les hydarthroses.

Dans les deux opérations que nous avons faites, nous avons remarqué que les articulations plus ou moins immobiles jusque-là, commençaient à se mouvoir à mesure que la résorption du liquide, laissé dans la cavité, s'effectuait, et que le gonflement articulaire diminuait.

S'il y avait eu des adhérences produites par le fait des injections, il en aurait été autrement. L'articulation, quoique diminuée de volume, aurait conservé l'impuissance du mouvement et ne serait devenue mobile qu'au bout d'un temps plus ou moins long. Sans pouvoir préciser le temps que mettent à disparaître les adhérences des plèvres, il est certain qu'une fois l'épanchement résorbé, les poumons demeurent fort longtemps avant de jouir de leur libre glissement par le moyen de la séreuse d'enveloppe, et peut-être ne recupèrent-ils jamais complétement cette faculté.

Pour nous, nous croyons que les choses se passent autrement dans les hydarthroses, guidé que nous sommes par les deux faits que nous avons suivis avec une ponctuelle attention. Nous hasardons une explication qui n'est et que nous ne donnons que pour une simple hypothèse. Nous dirons donc que si quelquefois les injections iodées provoquent une inflammation adhésive dans les cavités closes naturelles, d'autrefois elles suscitent une inflammation qui, sans provoquer des adhérences, modifie et les fonctions perverties des surfaces sécrétantes et leur texture altérée, soit primitivement, soit consécutivement à l'épanchement. Ainsi dans nos deux opérations d'hydarthroses, nous n'avons regardé l'inflammation provoquée par les injections que comme modificative et non comme adhésive.

Résumé du rapport de la commission sur ce mémoire.

La division adoptée dans ce travail nous a paru aussi simple que logique. En vertu de cette bonne méthode, le sujet a été envisagé dans son ensemble, et les points principaux de la question ont été traités d'une manière complète. L'article des hydarthroses surtout offre une importance dans laquelle entrent, pour une bonne part, les deux observations qui appartiennent à l'auteur. Ce ne sont pas les seules, du reste, qui méritent cette appréciation.

S'il a donné peu d'étendue à ses considérations théoriques, au moins cette sobriété est-elle compensée, peut-être même motivée, par la justesse et la solidité pratique des vues. Un certain cachet de supériorité vient même, sous ce rapport, faire absoudre un peu de négligence dans la forme, ainsi qu'un peu de disposition à l'enthousiasme en faveur de ces nouvelles conquêtes de l'art.

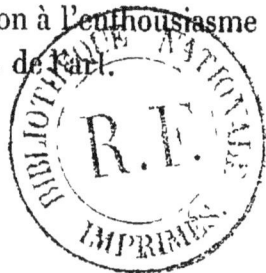

———

www.ingramcontent.com/pod-product-compliance
Lightning Source LLC
Chambersburg PA
CBHW071233200326
41521CB00009B/1457